産《う》まれてすぐ
ピエロと呼ばれた息子

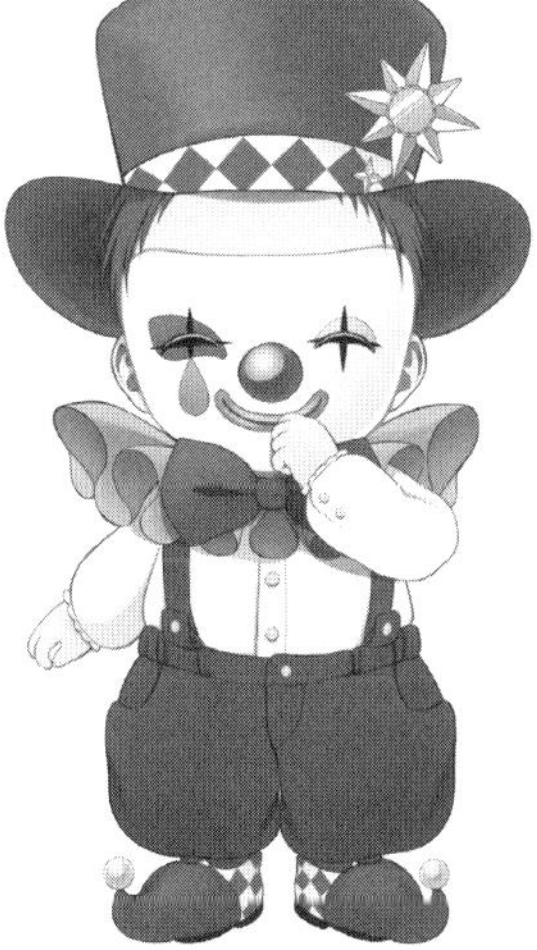

ピエロの母

はじめましてピエロさん

私は忘れない
初めて我が子に会えた日のことを

そして今
私の隣でミルクを飲み
スヤスヤと眠る息子がいるのは
数々の奇跡があったからだということを

産まれてすぐ
ある病気でピエロと呼ばれた息子

そして、ピエロの母となった私
母となり、少し時が経った今
強く、
強く、
強く、
逞《たくま》しくなったつもりでいるけれど、

まだまだ
弱く、
辛く、
悲しく、
自分への怒りで
涙するときもある

でも少しずつ

確実に
母の心は強くなった

少しずつね

これから、
息子が産まれてから今までのこと、
少しずつ綴《つづ》っていこうと思います。

その時その時に、
感じたこと
思っていたこと

素直に書き、
自分でもその時の気持ちを忘れないようにしていきたいです。

産《う》まれてすぐピエロと呼ばれた息子　目次

※ピエロの父もこのブログを書いています。

本書はブログを書籍化したものです。
部分的に文字が大きくなったり、
分かりにくい方言や表現、
不適切と思われる言葉がありますが、
著者の意図を尊重して
可能な限り「原文」通りとしています。

第一章「息子はピエロ」

誰か助けて
息子を
そして、私を

おめでとうと言われた日

手術台の上。不安と、もうすぐ息子に会える喜びで、心拍があがる。
そんな中、お腹を切る先生の声が響く。

「えっ」

「あれっちょっと」

何？
「えっ」て何？
「あれっ」て何が？
ちょっとって、一体何なの？
そう思った瞬間、お腹がスッと軽くなったと同時に、

「にゃ〜」

「ふにゃ〜」

まるで仔猫のような、か細い、愛しい息子の声が聞こえた。

よかった、生きてる。

でもその二回の泣き声で終わり、手術室は焦った声が飛び交う。

お腹から処置台に移動する、小さい小さい息子は、先生方に囲まれてハッキリと見ることができない。

それでも隙間から見ようとする。

見えた！ え？ 見えた？

あれは・・・なんだ？ 私は、何を産んだの？

・・・人じゃない。

訳がわからない。

どうなってるの。

誰か教えて。
誰か助けて。
私の息子は、大丈夫なの？

呼吸確保の処置が終わり、すぐに無菌カプセルに入れられ、私の近くにきた。
「おめでとうございます」と先生は言った。私は
「ありがとうございます」と言うしかなかった。
そして
「この子は大丈夫なんでしょうか」と尋ねると、
「なんともいえません」の一言。

今からすぐ集中治療室（ＮＩＣＵ）へ移動するとのこと。

あっ、手術室の前には、夫と私の母が楽しみにして待っている。
大丈夫かな、倒れないかな。
そう考えているうちに、パチッパチンッと開いたお腹を、ホッチキスで塞ぐ音が聞こえ、
帝王切開は無事に終了。

手術室から出ると、案の定、真っ青な顔の夫。
私を心配そうに見つめる母。
そして、なぜか強がり笑顔の私。

部屋に戻り、睡魔、身体の震え、発熱、痛みに耐えながら私は眠りについた。

疑問からの現実

時間おきにくる痛みと搾乳《さくにゅう》の時間、何も考えないで身体を休めたい。

でも**目を閉じれば出産時の光景が浮かぶ。**

今は考えたくない。
悪い夢であってほしい。
そうだ。麻酔がよく効いて意識朦朧《もうろう》だっただけなんだ。
きっとそうなんだ。だから大丈夫。
今は、寝よう。

そして半日くらいが過ぎ、震えもなくなり、熱も下がり、
下半身麻酔でまったく感覚のなかった、足の指先を少し動かせるようになった頃、
ふと**疑問**に思う。
個室の希望を出してないのに、なぜ個室？

面会は21時までのはずなのに、なぜ夫は一晩中病室にいる?
夫に確認してみたところ、母親の心のケアのためにも、その方がいいでしょう。
という、病院側からの提案だったらしい。

やはり**現実**か・・・。

そして手術から1日経たないうちに歩行。
痛い。
「歩けないと赤ちゃんに会いにいけませんよ」と言われても、
痛い。息がしにくい。
何より心が辛い

・・・会うのがこわい。
まだ何も知らない。

どういう状況なのか、あの姿は一体どういうことか、

どんな病気なのか、なんという病名なのか・・・。

赤ちゃんに会いに行ったときに、詳しい話があるとのこと。

あぁ、どうして自分で産んだ、我が子に会いにいくのがこわいのか。
なんて母親だろうか。
息子に会いに行く時間が、どんどん迫ってくる。

あと1時間、
あと30分、
あと15分、
あと5分、
「行きましょうか、お母さん、大丈夫？」と先生に声を掛けられ、平気なふりをして、
「はい」と答え、夫とともに息子に会いに行く。

どうか、どうか。
普通の赤ちゃんが待っていてくれますように。

隔離《かくり》

案内され、言われるままに準備をして、NICU（新生児室）の入り口が開く。
部屋の暑さと緊張で、手に汗がかなり滲んでいる。
奥へ、奥へと歩いていくと、一番奥にカーテンやパーテーションで仕切られ、
外から見えないよう**隔離**されたスペースが目に入る。
まだ少し遠いところにいたけれど、**あぁ、そこにいる。**
はっきりと分かった。
そして、我が子との再会。

「・・・」

人って辛すぎると、思考回路が完全に止まってしまうものなのか。
涙すら出ないのか。

たくさんの管につながれ、服も着られず、オムツもはけず、
全身をみて、普通なところが1つもない。
1つでも、と探してみても、見つけられない。
普通って何？　それすら分からないけれど、
この時の私は、ただただ凄まじい姿の息子を、表情も変えず、無言で見ていた。

言葉なんて出てこない。
涙なんて出てこない。
きっと端《はた》から見たら、**誕生した我が子を愛おしそうに見つめる母、**
とは全く映らないだろう。

手術の二時間前の検診でも、問題なし！　と太鼓判を押してもらっていたのに。
私が何をした？　そんなに悪いことをした？　神様はどうしてこんなことを？
ひたすら自分を責めていた。

そんな異様な私の姿を察してか、先生から話を聞く予定はなくなり、
すぐに病室に戻るよう促《うなが》された。

病室に戻ると、私の母がいた。そこでやっと私は泣いた。
まだ術後で肺が痛く、苦しい。でもさっきまでとは違い、涙が止まらない。

泣いて、
泣いて、
ひたすら泣いて。
神様を、
仏様を、
ご先祖様を、
そして自分自身を恨んだ。

隣を見ると、夫も静かに涙を流していた。
夫は出産後、私が眠っている間に、先生からある程度、話を聞いていたらしい。
私は先生からでなく、先に夫から、息子の状況を聞くこととなった。

病名　ピエロ？

夫は冷静に説明を始めた。

私が眠っている間に、先生と話したことを。
冷静に、ゆっくりと、優しくも悲しい声で。

そして夫が言った病名を聞いて？？？
初めて病名を聞いたとき、正直、ふざけてるのか？　と耳を疑った。

その病名は、

道化師様魚鱗癬《どうけしようぎょりんせん》

はい？
道化師・・・、ピエロ？

魚鱗・・・、魚のウロコ？

ピエロのような魚のウロコ

・・・・・。

偏差値の低い頭をフル稼働させて考えた。
・・・うん。
いくら考えても訳がわからない。

フリーズしていると、夫が携帯で調べて見つけていたらしく、画像を見せてくれた。
確かに、よく似ている。
似すぎていて、さらに大粒の涙が溢れる。
どうしてこんな姿になってしまったのか、なぜ今まで全くわからなかったのか。

でも、まだ先生は、はっきりとこの病名を言わなかったらしい。
これ、かな？　という感じだったそう。
ハッキリとさせるためにも、検査が必要とのこと。

何ケ所かの皮膚をくりぬく検査。

夫は検査やら研究の協力やら、たくさんの同意書への記入を済ませていた。

私は何度も夫が見せてくれた画像と、目に焼き付いて離れない、息子の姿を見比べていた。


この病名のサイトを手当たり次第調べた。

でも調べれば調べるほど、苦しい。

胸が苦しい。


この日は一晩中泣いた。


夜中の搾乳《さくにゅう》は乳を搾る痛みと、心の痛みで、搾乳《さくにゅう》ビンをベッドに投げつけた。

隣の簡易ベッドで身を縮めて寝ていた夫を叩き起こし、

「搾乳できへん」

「もー嫌や」

「搾乳なんかしたぁないい!!」

「むなしいわ！」と言い放った。

息子にとっては今一番必要である、大事な栄養を、母親である私は拒否しようとした。
なんて最低な母親。

しかし夫はそんな甘えは許さなかった。
すぐに看護士さんを呼ぶ夫。
夫は私のことをよく理解している。
他人の前では弱音を吐けない、という性格を・・・。

「どうしましたぁ？」と部屋にきた看護士さんに、

「ちょっと搾乳が上手くできないみたいで」とだけ夫は言い、

看護士さんの手伝いを得て、搾乳をすることになった。

「初めての搾乳《さくにゅう》はなかなか皆さん上手くできないもんですよ～」

「いつでも手伝いますからね～」と優しく言う看護士さんに、

「すみません、ありがとうございます」

とだけ答え、搾乳は無事に終わった。

そしてほとんど眠れないまま、また息子との面会の時間がやってきた。

ぼやけた世界からの脱出

我が子との2回目の面会。


この日は2日ぶりに、コンタクトレンズをつけた。

そう、まだ私は現実を見たくなかった。

産後2日間、ずっとぼやけた世界に逃げていた。

でも今日は何もかもがクッキリと見える。

夫の目の下のひどいクマも、いつもより剃り残しの多いアゴヒゲも。


そうだ、苦しいのは私だけじゃない。**しっかりと現実を見なければ。**

そう思えた理由は2つ。根っからの子ども好きで、

「産まれたら〜」

「大きくなったら〜」と、色んな理想を語っていた夫とのやりとりを思い出したから。

私と同様、辛いだろうに・・・。

それでも**「僕がしっかりしなくては」**と辛く苦しい想いをねじ伏せ、
頑張ってくれているのがすごく伝わるから。
さらに、傷心する私に、私の母は毅然とした面持ちで、
「どんな姿でも、可愛い孫にかわりはない」
と言ってくれたからだ。
その言葉は私の胸に、とても鋭く、深く、突き刺さった。

どんな姿でも、私の子。
ちゃんと見よう。
お腹の中にいた時のように、話しかけてあげよう。
頑張って生きようとしている息子に、名前を呼びかけよう。
夫と図書館で本を借りて、たくさん調べて決めた名前、
『陽《よう》』と。

そう決意して、ＮＩＣＵのドアを開いた。

決意の崩落は一瞬

ＮＩＣＵのドアが開く。
一歩踏み入れると、やはり昨日とは別世界。
よく見える。
陽がいるのはＮＩＣＵの一番奥、その道のりが長い。
通り道には、可愛い小さな赤ちゃんがいっぱい。
ママに抱っこされたり、手を握られていたり、ミルクを飲んでいたり。
可愛い。
みんなみんな可愛い。普通の赤ちゃんだ。小さいだけだ。

コンタクトレンズをつけた私の目は、視界はクリアに見えていたけれど、
大切なことは何一つみえていなかった。
小さいだけで、なんの問題もない。なんて、絶対の保証はない。
大なり小なり、運命と戦ってる赤ちゃんや、そのご家族もその場にいたはずだ。

でも、この時の私には、どの赤ちゃんも、ただ小さいだけ。

どうしてうちの子は・・・。

赤ちゃんとは、程遠い姿をしているのだろうか。

周りの赤ちゃんを見るたび、その想いが強くなっていき、そのまま陽の前に着く。

ドアを開ける前までの決意なんて、もうどこにもない。

掛ける言葉もない。

名前も呼んであげられない。

人前で泣くことが大嫌いな私が、大粒の涙を堂々と流し、声を押し殺すことに必死だった。

ごめんね
ごめんね
ちゃんと産んであげられなくて　ごめんね

痛いね　辛いね　苦しいね
全部私のせいだね
ごめんね

心の中でこの言葉たちを何度も繰り返し、泣いた。
そして母親として最低な言葉を、心の中で、陽に話していた。

今、その瞬間に戻って、その時の私に会えるのなら、ひっぱたいてやりたい。
痛々しい姿でありながら、たくさんの管につながれ、生きようと頑張っている我が子に、私は心の中でこう話しかけた。

「もう、頑張らなくていいよ」

頑張る先に何が見える

私は普通とは反対の言葉を、心の中で陽に投げかけた。

もう、頑張らなくていいよ

痛々しい姿を見ることが辛い。
実際に陽がどれほど、痛いのか、辛いのか、苦しいのか。
わからない。でも、

「母ちゃん、痛いよ」 と言っているようで・・・。

涙を流し、陽を見つめて立ち尽くしている私に、看護士さんがそっと肩に手をのせた。
そしてまた、私は声を押し殺して泣いた。

しばらくして別室に移り、先生から話を聞くことになった。

内容は夫から聞いた話とほとんど変わらない。

質問はありますか？　と聞かれ、

「命は・・・」と言葉をつまらせたところで、

先生は冷静にゆっくりと答えた。

「まだ、わかりません」

「いま、危険な状態であるのは確実です」

・・・

なら、辛い想いを続けさせる前に、楽にしてあげれば・・・。

魚鱗癬《ぎょりんせん》という病気の種類の中でも、最重度の道化師様魚鱗癬。

医学の進歩により、この病気も、生存できる可能性は以前より高くなったとのこと。

でも完治することはない。

全身の皮膚は、正常な皮膚が1ミリもない。

その赤い目で、世の中を見ることができるの？
その開ききった口で、食べたり喋ったりできるの？
耳が見当たらないけど、音は聞こえるの？
グローブみたいな手で、物はつかめるの？
指のくっついた足で、歩けるの？

大きくなれても、その見た目から好奇の目にさらされる。

もう分からない。
なにが
なにが
正しい？

これでも母親なら、頑張れ、生きて、と願うのが普通だろうか。
わからない。

その日から病室に、心理カウンセラーの方が来るようになった。

名言は逆効果

初めて病室にきたときに、渡された名刺には

「心理カウンセラー」

と書かれていた・・・。

私はそこまで、精神的に弱っているの？
周囲からはそういう姿にみえるの？

・・・そりゃそうか、と自己解決。

そして、なんとなく耳を傾けていると、有名なあの言葉が聞こえた。

「子どもは親を選んで産まれてくる」と。

でも、この時の私には、この言葉は逆効果でしかなかった。
私を選んでしまったばっかりに、陽はこの病気になってしまったのか。
どうしてこんな私を選んだのか。

選ばれたくなかった。

そう、育てられる自信がなく、現実を受け入れられず、母親としての自覚、覚悟、なんて微塵もないまま、

次の日も、次の日も、面会の時間に会いに行った。

でも自分から陽に会いにいくことは、一度もなかった。

ただ面会の時間、だから行く。ただ近くで、見つめる。

そして私自身の退院が明日と近づいた時、担当の先生が目を見開いて教えてくれた。

「陽くん、口でミルクを飲めましたよ!!」

固い皮膚に引っ張られて、開いていた口で、器用にミルクを飲んだのだ。

鼻のチューブからではなく、哺乳瓶で私の母乳を飲んだのだ。

陽は生きようと頑張っていた。

口でミルクを飲むなんて、当たり前のことなのに、周りのみんなが喜んだ。

そして気付いた。
陽の担当の先生方や看護士さんは、

「陽ちゃん、ミルク飲めてえらいね」
「陽ちゃん、起きたのかな～」
「陽ちゃん、おしっこは～」

「陽ちゃん」「陽ちゃん」「陽ちゃん」と、たくさん名前を呼んでいた。

語りかけていた。
微笑みかけていた。
誉めていた。

たくさん、応援してくれた。

なのに、私はまだ呼べていない。

陽、頑張っているんだね。
生きようと、踏ん張っているんだね。
ミルクも口で飲めたんだね。
すごい!! えらいね。

そう言おうと、声を絞り出した。
しかし私が発することができた言葉は、
「**・・・よう・・・**」だけだった。

そして私は退院をむかえた。

かき集めた奇跡

退院の日をむかえる前夜、私は**「陽は生きるために産まれてきた」**という証拠をかき集めた。

自分の中で陽の誕生を**奇跡**と思うことにより、自分への慰めをかき集めることにしたのだ。

他人からしたら、そんなの奇跡でもなんでもない。

そう思われても構わない。

「奇跡の子」

なのだと自分を奮《ふる》い立たせたかったのだ。

・もし、予定日より約1ヶ月早い出産でなければ、症状はもっと酷かった。

・もし、逆子ではなくて、帝王切開でなく普通分娩で出産していたら、感染症を起こしていた。

・もし、あと4日遅く破水していたら、予定通り地元の産婦人科で帝王切開をし、適切な処置をすぐに受けられず、搬送《はんそう》中に感染症を起こしていた。

・大きな病院の中でも、この珍しい病気を知らない先生が多いなか、この病院には昔よく似た病気の患者さんをみたことがある先生が、たったひとりだけいた。

どれかひとつなくても、今の陽はいないんだ。

妊婦検診ではなぜ分からなかったのか。
この病気は全ては皮膚のせい。
最初に作られる骨はちゃんとある。
内臓もちゃんとある。
皮膚のせいで変形していくだけ。
妊婦検診のエコーの段階では分からない。
骨も内臓もちゃんと写るから、
でも顔の表情が1度でも見れたら、異変に気づけたのかもしれない。

何度も何度も、顔が見たくて挑戦しても、手や足で頑なに隠していた。
見られたくなかったのかな。
僕は頑張ってるから、今は見ないで。
そう伝えたかったのかな。

物事の捉え方なんて、人それぞれ。
だから私は、全てのことを**奇跡**とすることにした。

まだまだ自分の中での気持ちの浮き沈みは激しい。
朝起きたらまた違う感情、考え方をしているかもしれない。
可哀想な私、と悲劇のヒロインぶっているかもしれない。
自分でも、1分先の自分が分からない。

だからこそ、もっともっと「**奇跡**」をかき集めたかった。

当たり前のことが人生を変える

退院の日の朝。大丈夫、前夜の気持ちは保てている。
よし、陽に会いにいこう。

私はナースコールのボタンを押し、

「面会に行きたいのですが」と、初めて自ら面会を申し込んだ。

やっと自分から陽に会いに行こうと思い、行動することができた。

先生たちも驚き、そして喜んでくれた。
我が子に会いたい、なんて、当たり前のことなのに。
その当たり前が、人生を左右するかのように思える。

まだ感染を防ぐため、陽に触れることはできず、そしていざ陽の前に立つとまた言葉が詰まる。

陽、母ちゃんは先に家に帰るね。

まだ言葉で伝えることはできず、心の中で陽に言った
一番、母である私の声を届けなければならないのに、本当にヘタレで弱くて情けない母親だ。
かろうじて掛けられた言葉は、昨日と同じ、

「・・・よう」だけだった。

頭ではわかってる。
母親である私がしっかりしなければならないと、わかってる。
わかってる。
頭ではわかってるけど、私の心、全身、細胞ひとつひとつにわからせるには、
長く時間がかかりそう。

病室に戻り、荷物をまとめていると、私の母が迎えに来てくれた。
私の母は芯の強い人。
そして、少し天然で、方向音痴で、可愛い人。

私は私の母のような、母になりたい。

退院手続きを終え、さぁ帰ろうとエレベーターに乗り込むと、親子で退院の方がいた。
そのお母さんの腕には、赤ちゃんが気持ち良さそうに眠っていた。
可愛い天使の寝顔。

陽はいつ退院できるかな。
陽に触れることができるのはいつかな。
陽を抱っこできるのはいつかな。

退院の時点で、まだ我が子に一度も触れていない。
抱き締めることはできるのかな。

・・・

でも今、弱気な顔をしてはいけない。
私の母も一緒にエレベーターの中にいて、私の気持ちを察して伺っている。
平気でいないと。
私の母のためにも、陽のためにも、そして自分のためにも・・・。

エレベーターから降りて、

「赤ちゃんの寝顔はやっぱり可愛いねぇ」と言って、

込み上げてくる想いを蹴飛ばした。

でもきっとこんな強がりも、私の母にはバレているのかな、なんて思いながら病院をあとにした。

そしてこの日から、毎日の搾乳《さくにゅう》と、陽に会いに行く日々が始まった。

目線の先は天井

母に送ってもらい、久しぶりに家に帰る。**「ただいまぁ」**

もちろん夫は仕事に出ているため、誰も「おかえり」とは返してくれない。


破水して家を出るとき、まさかこんなことになるなんて、これっぽっちも思っていなかった。

部屋でひとりになると、床に寝転がり、暫く天井とのにらめっこ。

うちの天井ってこんな模様だったんだぁ。

病院の天井よりは好きな模様だなぁ～、なんて思っていると、近くに住む私の祖父母が来訪。

ひ孫に会うのを楽しみにしてくれていた祖父母。


ごめんね。陽が産まれて3日目の朝、祖父は慣れないメールを送ってくれていた。

「おはよう。体調はどうですか。頑張りなさいよ。

あなたの強い気持ちがパワーになって赤ちゃんに伝わり、

頑張ってくれると思います。無事を祈っています」

この時はまだ強い気持ちもパワーも、私にはなかったけれど、このメールを読んで強くなりたいと思えた。

床に寝転んだままの私の顔の上に、祖母のシワシワの可愛い手とお皿、そして誘惑の甘い香り。起き上がって見てみると、お皿には少し固くなりかけた餅。でも大好きな砂糖醤油の餅。

「餅は母乳にいいんやて。あんた毎日母乳届けやなあかんのやろ！　ほれ、餅食べ!!」

「いつまでもウジウジしとったらあかん、メソメソしとったら陽ちゃんが可哀想や」

久しぶりの家で、疲労もあり寝転がっていただけで、暗い表情でもなく泣いてもいなかったが、祖母には私のウジウジメソメソな心が伝わっていたのかな。

祖父は「**身体大丈夫か？　ちょっとゆっくり休みな**」

と身体を心配してくれた。

ありがとう。

ごめんね、ありがとう。

またひとりになると、先程と同じ場所で寝転び、今度は天井を見ながら泣いた。

初めて陽の姿を見たときのこと、面会で見た陽の姿、お腹の帝王切開の跡を触り、さらに泣いた。

涙が耳の中に入り、少しこしょぐったい（註：くすぐったい）。

でも次から次へと流れ落ちる涙で、拭っても拭っても追い付かない。

ふと時計に目をやると、搾乳の時間。軽く顔を洗い、搾乳を始める。

母乳の出る量が増えてきたため、搾乳器《さくにゅうき》を使用するようになると、搾乳がとても楽になった。

冷凍パックに搾乳した時間と量と名前の記入。

名前を記入し、眺めていると、また涙が流れる。

ダメだ、ひとりでいると、弱い自分の心が炸裂する。

そして夫の帰宅時間が近づく。

想像の世界にさようなら

夫が帰るまでには、泣いたと物語るこの顔を何とかしなければ。
そう思い、また顔を洗い、まぶたに氷をあてる。

夫は私とは違い、早くから全てを受けとめ、目を反らさず前を向いて進んでいる。
現実を見ている、ように見せるかのように、強がって無理をしている。
それも含めて、すごく強い人だ。
これ以上、夫ばかりに頑張らせてはいけない。

私も強くならなければ。
帰宅後は今日の陽の様子や夫の仕事の話など、他愛ない会話をしていた。

夜、布団に入り、横で眠る夫を確認してから、泣いた。
陽がいるはずのベッドスペースが、むなしい。
・・・
ダメだ！　泣いてばかりいたら陽が悲しむ。

陽の母親は私だけなんだから!!　と自分ではわかってる。
そう思って頬をペチッと叩いても、悔しくて涙が溢れる。

何に対して悔しい？
ちゃんと産んであげられなかったことが悔しい？
我が子に辛い思いをさせてしまうことが悔しい？
もちろんそれはそう。
でもこの時の私はまだ、陽より自分のことが大事だったのかもしれない。

陽が産まれたら、
アレしてコレして、
ドコソコに行って、
あんなことしたいな～
こんなことしたいな～

初めての保育園は、泣いて私から離れなかったら、どうしよう。
でもそれはそれで、なんだか嬉しいね。
お友達たくさんできるかな。

発表会はちゃんと歌ったり踊ったりできるのかな。

運動会、転けずにかけっこゴールできるかな。

保育士さんに陽の様子を聞くのも楽しみ。

きっと誰もが手を焼く、やんちゃボーイになるんだろうなぁ。

なんて勝手に想像して、産まれる前から理想を陽に押し付けて、
それが産まれてきた陽の姿をみたら、叶わないかもしれないと思い、それが、悔しくなった?

胸を張って、違うとは言い切れない。

なんて自分勝手な母親だろう。

自分の思い通りにならなかったから、こんなに泣いて、まるで駄々をこねてる子どもと一緒。


そして、そんな考えをしている自分がいることに気付き、自分が怖くなる。

自分を許せなくなる。

もうこんな考え方はやめよう。


そう誓い、この日はまた、泣き疲れて眠った。

道化師様魚鱗癬とは？

「魚鱗癬《ぎょりんせん》」とは、皮膚が魚のウロコやサメ肌状になって生まれてくる病気です。症状や原因などによって、いくつもの病型タイプがありますが、多くは生まれつき、肌を作るうえで重要な働きをする遺伝子に異常がある先天的疾患《せんてんてきしっかん》です。

そのため肌は保湿機能《ほしつきのう》がほとんど失われており、四肢《しし》や体幹《たいかん》の広い部分、あるいは全身がゴワゴワして厚い皮膚で覆《おお》われています。

なかでももっとも重い症状を持つのが、この本の主人公である陽《よう》くんが罹患《りかん》した「道化師様《どうけしよう》魚鱗癬」です。重症者では硬くて厚い鎧《よろい》状の皮膚に覆われています。マブタや唇は真っ赤にめくれ、耳たぶは変形し、まるでピエロが着る道化衣装《どうけいしょう》のような「膜」をまとって生まれてくることが多いことから、この病名がついています（巻末の口絵ページのイラストを参照）。

ちなみに本書242ページに登場する梅本遼《うめもとりょう》くんのタイプは、道化師様魚鱗癬よりも重症度の低い、「表皮融解性《ひょうひゆうかいせい》魚鱗癬」という名称です。

正常な皮膚を持つ健常者《けんじょうしゃ》は気づかないのですが、皮膚は私たちが生きていくうえで、重要な働きをしています。

そのひとつが体温調節機能《たいおんちょうせつきのう》です。身体の水分が蒸発するのを防ぎ、身体のなかのさまざまな臓器や組織の機能を安定させています。

もうひとつは皮膚の「バリア機能」です。

外部から侵入してくる異物や細菌・ウィルスなどをここでシャットアウトして、侵《おか》されないようにしています。

患者の新生児、乳児ではこの皮膚のバリア機能が極端に弱いため、産まれてすぐに感染症を起こして死亡するケースが、近年まですごく多かったのですが、この病気の研究が幾分進んだこともあり、最近では死亡率はだいぶ減少しています。

先天性魚鱗癬の発症頻度《はっしょうひんど》は数十万人にひとり、その中でも道化師様魚鱗癬は**50〜100万人にひとり**、ともいわれています。アムステルダムのフロリク博物館や、パリのデュピュイトラン博物館に、ホルマリン漬けの人体標本が保存されていることから、昔からあった病気だと思われますが、調査や研究がはじまったのは最近です。

ちなみにわが国における患者数は、表皮融解性魚鱗癬や先天性魚鱗癬様紅皮症が200名くらい、道化師様魚鱗癬に至っては不明確だと言われています。

病気の分類法についても10数年前にはじめて国際学会が開催され、議論されました。わが国においてもその頃に診断基準や治療法の指針をつくるために、厚生労働省の班研究《はんけんきゅう》が始まりました。

専門家の数も少なく、皮膚科・小児科でもさえこの病気を詳しく知らない人が多いのは、こういった歴史や背景を持つ疾患《しっかん》だからと言えるかもしれません。

この病気の検査は、皮膚の一部を採取して顕微鏡で診ることなどが行われますが、道化師様魚鱗癬では原因遺伝子が判明しているので、血液検査をして、その遺伝子「ABCA12」に異常（変異）があるかどうかを調べて確定します。

この病気を治癒させる根本療法《こんぽんりょうほう》はありません。症状を抑えるための対症療法《たいしょうりょうほう》が中心で、ビタミンA誘導体《ゆうどうたい》（レチノイド）の服用、あるいは保湿クリームを塗るスキンケアなどにより、生活にできるだけ支障がないように、症状をなるべく軽微《けいび》に抑え、病気とずっとつきあっていくしかありません。

ただ今後、道化師様魚鱗癬の原因が究明されると、治癒《ちゆ》・根治《こんち》に導く薬や遺伝子治療などが開発される可能性があります。

病気のメカニズムがわかると再生医療なども期待できます。それらの研究に、いま拍車がかかっている段階です。

この本の主人公、陽《よう》くんは2016年の暮れに生まれました。

妊娠35周目の帝王切開による分娩で、体重は2335グラムでした。36週以前に生まれれば、いわゆる早産で、通常の産院では呼吸や血圧などに異常が発生したとき管理するのが難しいので、地域の基幹病院である三重中央医療《みえちゅうおういりょう》センターへ送られてきたのです。

陽くんは仮死状態で、心拍数も低く、すぐに分娩室《ぶんべんしつ》からNICU（新生児集中治療室《しんせいじしゅうちゅうちりょうしつ》）へ移されました。

心拍はすぐに回復しましたが、出産の時点で、全身の皮膚の異常、指の癒着《ゆちゃく》、マブタや唇《くちびる》の異常、耳介《じかい》の変形など重症の「道化師様魚鱗癬」を示す症状が認められ、その管理をする必要もあり、NICUで集中治療をする必要があったのです。

新生児では元気な子もたくさんいる一方で、命に関わる症状を持って生まれたり、出生直後に罹患《りかん》する子も少なくはありません。

一般的に未熟児は低体温《ていたいおん》・免疫不全《めんえきふぜん》からくる感染症にもかかりやすいのですが、陽くんは加えて重症の魚鱗癬で、皮膚からの細菌感染などのリスクも高かったのです。もし感染が全身に回ってしまうと臓器不全などが起こり、亡くなってしまいます。

10年ほど前までは、その死亡率は高く、陽くんも油断のならない状態が続き、出産から約3ヶ月間、入院しました。やっと退院したのもつかの間、その後も感染からと思われる身体上の変調や不調が次々に起こり、入退院を繰り返しました。

昨年（2018年）はビタミンA誘導体である「チガソン」が奏功《そうこう》したことから肌の状態も良好になり、感染症も少なくなって緊急入院はほぼなくなりました。

今年になって久しぶりにブドウ球菌による感染が起こり、2ヶ月間入院しました。菌が薬剤耐性《やくざいたいせい》となり、抗生剤が効きにくい状態になりましたが、医師や看護師、その他のコメディカル、家族も巻き込んでのチーム医療により危機を脱することができました。

感染は皮膚からで、皮膚がゴワゴワして、バリア機能が低下している状態では、いつまた再発するかわからず、当分用心しなければならないそうです。

陽くんは現在2歳になりました。言葉も日々増えつつあり、お母さんやお父さんとのコミュニケーションもだいぶとれるようになりました。

ピエロの父　コラム①

「神も仏もない」

出産当日。私は妻が入院する病院へ電車で向かっていた。仕事の都合で遠方からの駆けつけとなり、道中不安と期待で一杯だった。

帝王切開による出産。手術は私が到着してから行われることになっている。

医師から事前に聞いていた話では、早産で集中治療室に入るが、エコーを見る限り、適切な処置をすれば大きな心配はいらない、とのこと。

妻は緊張してるだろうな。早く息子に会いたい。無事に産まれてきてほしい。

色々考えているうちに病院へ到着。

妻の母と合流し、手術前の妻にエールを送った後、私たちは待合室で待機となった。

妻は元気に笑っていたが明らかに緊張していた。でも事前の検診は問題無し。何とかなるだろう。少し安心していた。

暫《しばら》くして、医師から産まれたとの報告を受けた。

部屋へ通されたが、息子の姿は無い。この先の部屋にいるらしい。

でも何だか雰囲気がおかしい。「今から案内します」とのことだが、待つ時間が妙に長い。

何かあったのか……。不安になってくる。

何分か経ち、ようやくご対面となったが、医師から前置きがあった。

「今から赤ちゃんを見ていただきます。ただ、驚かれると思いますが……」

あ。何か深刻な状態なのかな。そう思っていると、医師が準備ができました」という。息子のいる部屋に入った。

「……」

言葉が出てこなかった。

外見が説明し切れないほど凄惨《せいさん》な状態。白い鎧《よろい》のような皮膚の上に無数の傷、切れ目がある。顔も普通ではない。

そして、全く動かない。

泣き声すら聞こえない。

生きているのか？　……分からない。

息子もそうだが、何より妻のことが心配だった。

この子の姿を見て、平気でいられる訳がない。部屋を出て、妻と面会したが、麻酔と疲れで意識が朦朧《もうろう》としており、会話する元気もあまりなさそうだった。

私は「頑張ったな……、お疲れ様」としか言えなかった。

次の日、息子の姿を見た妻はずっと泣いていた。

その次の日も。ずっと。

息子のあまりにも痛々しい姿に「ごめんね」と何度も謝る妻。

飛び出した真っ赤な目、歪《いびつ》な形の指。ズタズタの身体。

当初、息子を見た妻は「怖い」と口にしたことがあった。

母親として「愛《いと》おしい」という感情を、真っ先に持てなかった自分を何度も責めていた。こんな悲しいことはない。

周りでよく耳にする言葉、「健康に産まれてきてくれたら何も望まないよ」

私たちもそう言っていた。それすらも叶わないのか。産まれる前、あちこちお寺に行き、安産祈願のお参りも行った。

「この子が健康に産まれますように」

「あたしは、今までそれしか祈ってこなかった」

「この子のことだけ考えてたのに……」

神も仏もない。

当時はそう思った。

私自身、ショックで混乱していたが、やはり父親と母親の思いは違う。

私以上に妻は苦しい。何より息子のことが心配だが、我々では現状、どうすることもできず、今は医師に任せるしかない。

私は、何とか妻を元気付けようと決心した。

第二章 「私を責める者」

ごめんね
全部、私のせい
私が何もかも壊した

激しく交錯する想いはいずれ・・・

家から陽のいる病院までは、車で約1時間。

電車で行こうとすると、最寄りの駅から病院までのバスは1時間に1本。

冷凍した母乳パックを保冷バックに詰め、病院に通う日々が始まった。


病院の入口、正面に立って、病院を見た。

昨日までこんな立派な病院にいたのか・・・。

ここには救急車で搬送され、担架のまま病室に移動していたため、
病院を、建物を、じっくり見ていなかった。

大きく立派な病院。

新生児医療に関しては、この病院がこの辺りでは一番と聞いていた。

この病院で無事に陽を産むことができたのは、偶然ではないはず。

昨日の夜、布団の中で考えていたことは、捨てられるものなら、どこかに投げ捨てたい。

今はまだ、前向きな考え、後ろ向きな考え、この二つが激しく交錯する。

頭の中のことを、自由に捨てられるゴミ箱があったらいいのに。
そうすれば都合の悪い考えや想いを捨てて、忘れられるのに。。。

前向きに考え、動こうとする私の腕を、進めないように引っ張って離さないのは、**私。**

早くこの手を振りほどかなくてはいけない。
はやく、はやく。
色々な想いをめぐらせていたら、
あっという間に陽のいる病棟に、ＮＩＣＵに着いた。

中に入る準備をして、奥へと進む。

さぁ、

このカーテンを開けば、

陽がいる。

その名の通り

カーテンをくぐると、陽はオムツを替えてもらっていた。
看護士さんの優しい言葉がけ、心地のよい少し高くて可愛い声。
オムツを替えるといっても、ちゃんとオムツは履《は》けず、敷いてあるだけのオムツ。

白く分厚い皮膚、真っ赤でジュクジュクした皮膚、
この二種類の皮膚が模様になり、
それはまさに、道化師。
ピエロの着ている服のようだった。
この病名を名付けた方は、この見た目で決めたんだ。

初めて病名を聞いたとき、なんてふざけた病名だろうかと耳を疑ったけれど、
今の陽は紛《まぎ》れもなく、その名の通りの姿だった。

オムツを替えている間、陽はか細い声で泣いていた。
ゆっくりと腕を動かして、何かに抵抗しているかのように。

赤ちゃんが泣くことなんて普通で、泣くことが仕事、と聞いたこともある。
しかし私は陽が泣くと、痛くて、辛くて、苦しくてもがいている、としか思えなかった。
陽にまだ触れることも禁止されていて、ただ傍で見つめていると、近くで赤ちゃんに面会にきた夫婦の声が、カーテン越しに聞こえる。

「ちっちゃい手やなぁ〜」

「足もちんちくりん」

「あっほら！　手握ったで！」

「写真撮って‼」

「やばい　ちょーいい写真撮れた！」

NICUへのデジカメの持ち込みは、許可されていた。

写真・・・。
1ヶ月の早産で、出産する前からＮＩＣＵにお世話になると分かっていたため、デジカメは既《すで》に用意してあった。

今の陽を撮る？　この姿を撮る？　私には無理だ・・・。

すぐ近くでは愛しい我が子の様子を、何枚もカメラに納めている。
きっとその写真はアルバムに挟まれて、
この先も、産まれてすぐの写真として大切に保管されていくのだろう。

羨ましいな。心からそう思った。
でもね、陽、私はあなたが産まれてきてすぐの姿を、きっと忘れることはないよ。
忘れることなんて、できないよ・・・。

何日か母乳を届ける日は続き、陽が産まれてちょうど2週間。
この日は、夫とともに陽に会いにきた。
夫と話し合い、陽の写真を撮ろうと、手にデジカメを握りしめて。

記憶と記録

写真について、夫と話し合った。

今の陽の姿を私たちの記憶の中だけでなく、ちゃんと写真として記録に残そう。

夫の両親は、まだ一度も孫の姿を見ていない、かといって撮った写真を見せるわけではない。

今はまだ、見せる時じゃない。

そんな話もしながら、ふたり揃って陽の所に行ける時、写真を撮ろうと決めた。


そして、その日はすぐにやってきた。

陽が産まれて2週間経った日、カメラを握りしめて、陽のもとへ・・・。


寸前になって、この姿を撮っていいものか。

そう迷ってしまう私をよそに

「反射して光が入ってしまうわ〜」と言って、

四苦八苦しながら撮影する夫。

そしてなにかを察したのか、

「僕は陽が愛しいで」

「どんな姿でも、陽が可愛い」

「もう見慣れたんかなぁ〜」

陽に優しい笑みを浮かべながら話す夫。

あぁ、この人が夫でよかった。
この人が陽の父親でよかった。
この人となら、なんとかなるのかな。
そう思っていると、近くにいる看護士さんが写真を撮っていることに気付き、光が入らないよう協力してくれて、無事に何枚か写真を撮ることができた。

この日から面会時には必ず、陽の姿をカメラに納めるようになった。

友人からの喝《かつ》

母乳を絞り、病院に届け、陽に会い、写真を撮る。
そんな日々が続き、陽が産まれて1か月を迎える直前、いつも通り陽に会いにいき、陽を見て驚いた。

オムツ・・・。

オムツをちゃんと履いている。
脚を通して履いている。
今までは、ただお尻に敷いてあっただけのオムツ。
それが、ちゃんとオムツとして使われている。
オムツのテープも、ちゃんと止めてある。
嬉しくて、嬉しくて、何枚も何枚も写真を撮った。
オムツが履けただけで、とてつもなく幸せを感じた。

「陽、オムツはけたね、えらいね」

そう、この頃には、私も陽に声をかけられるようになっていた。

そしてこの日の夜、友達に、1か月早く出産したこと。

陽のことをやっと伝えることができた。

私の報告を聞き、

「どうせ強がってるんちゃう？　私らの前でくらい泣いたらいいやん！」と言って一緒に泣いてくれた友達。

「大丈夫やろ！　そんな心配しやんとくわ!!　退院したら遊びに行くでなぁ〜!!」と、

いつもと変わらず明るく接してくれた友達。

「母親になったんやから頑張らな！　子どもにとっては母親が何よりも必要！　母親からの愛情に敵《かな》うものはないんやでな!!」と言って喝《かつ》を入れてくれた友達。


みんなの言葉に救われた。

なかなかすぐに報告できずにいた自分が、情けなく感じた。

そして次の日は私の1か月検診。

何事もなければ、自分で車を運転して病院まで来れる。1時間に1本のバスとはおさらばできる。

そう想いながら眠りについた。

いつしか布団《ふとん》に入っても、泣かずに寝られるようにもなっていた。

指先から感じる我が子

あぁ、なんか懐かしいな。

産婦人科の診察室、診察の椅子に座って、ウィーンと動く振動。

初めての妊娠で、この振動ですら赤ちゃんに良くないのでは、と考えていた日を思い出した。

診察が終わると、

「うん、問題ないね〜。傷口もいい感じ。母はすこぶる良い感じじゃのにね〜」

先生からのその言葉に、

「う〜ん・・・なんか引っ掛かるなぁ」と思いながらもお礼をし、陽の病棟に向かった。

この日で陽が産まれて1か月、
長く短い1か月、
一生分泣いた1か月、
少しだけ強くなれた1か月。

「陽、おめでとう」


そしてこの日、初めて陽に触れても良いと許可がでた。

触るのがこわくて、恐る恐る手を伸ばした。

滅菌手袋越しに触る息子は、全身、薬でベタベタしていた。


あたたかい。

生きてるんだ。

陽、頑張っているんだね。


陽に触れることができ、嬉しくてたまらない。

しかし、その気持ちと同じくらい、切なくてたまらない。

陽に触れて体温を感じ、抱っこしたい、抱きしめたい、という思いがさらに強くなったからだ。

涙は出なかった。

泣く余裕なんてなかった。

ただ、ひたすら優しく陽に触れて、手の平から、指先から、陽の存在を思い切り感じ取っていた。

我が子の温もりに浸っていた。

手袋越しに陽に触れ、写真を撮る。

話しかける。

まだこれだけのことしかできないけれど、それだけでもすごい進歩だと思えた。

そして陽が産まれて1ヶ月半経った頃、休日に夫と一緒に陽に会いに行き、そのときに撮った写真は、私達の一生の宝ものになった。

ペラペラな1枚の宝もの

この日、陽の周りには、たくさんの笑顔が溢《あふ》れていた。
そのなかには、もちろん私の笑顔もあった。

「はい、撮りますねー」と言ってシャッターを切る先生、

「陽ちゃん〜こっちだよ〜」と声を掛けてくれる看護士さんたち。

レンズに写るのは、陽と、夫と、私。

初めての家族写真。

小さな穴から、手袋をした手をいれ、そっと陽に触れる夫と私。
泣かずに、ゆっくり腕を動かしている陽。
色んな人に見られながらの撮影は、少し恥ずかしかったけれど、
なんとも言えない、幸せな気持ちで胸がいっぱいだった。

ペラペラな、薄い1枚の写真が、私たちの一生の宝ものとなった。

もっともっと、宝ものを増やしていこう。


そしてこの頃から、陽にある変化がみられた。

陽の赤い目、
その赤い目の下から、時々3ミリくらい、黒目らしきものが見えるようになってきた。

ちゃんと目玉がある。

圧迫されて、どれほど眼球に負担がかかっているかは、わからないけれど、ちゃんとある。

赤い目に見えるのは、かたい皮膚に引っ張られて、裂けて、瞼《まぶた》が裏返っているのが原因だった。

いつか、しっかりと目を開けて、
父ちゃんと、母ちゃんを、見てね。
いろんなものを、一緒に見ていこうね。

そう強く願った。

義両親

長男である夫の子、孫を楽しみにしてくれていた、お義父《とう》さん、お義母《かあ》さん。
実家に遊びに行くと、私の身体を常に気遣《きづか》ってくれて、
「きれいな目の子が産まれるように」と、アワビも食べさせてくれた。
（註：東海地方に残る風習）
本当に楽しみにしてくれているのが、とてもよく伝わっていた。
だからこそ、会わせる顔がなかった。
どんな顔をして会えば良いのか、わからなかった。

ごめんなさい。
私のせいで、ごめんなさい。

出産後すぐの陽の姿をみて、お義母さんたちのことを想うと、辛かった。
ひたすら自分を責めた。
お義母さんたちが陽に面会できる日は、まだまだ先になるだろう。

最悪の場合もある。
あぁ、ほんとなら今頃、皆で陽を囲み、
「夫に似てるかな」「私かな」と、盛り上がって話していたのかな。
明るく眩しい未来を想像して、お喋《しゃべ》りに花を咲かせていたのかな。

私がすべて壊した。

陽、ごめんね。みんな、ごめんなさい。

そんな考えしかできなかった。

ところが夫とお義母さんの電話でのやりとりに、私は涙が止まらなかった。
私の心配をしてくれ、同じ母親として辛さが分かるから、と話してくれていた。
そして、お義姉《ねえ》さんも、陽はもちろん、私のことまで想い、涙を流してくれていた。
誰一人として、私を責める人はいなかった。

唯一、私を責めていたのは、私自身だった。

私は家族に恵まれていた。
夫のもとに嫁ぐことが出来て、本当に良かった。
お義父さん、お義母さん、ありがとう。
こんな私を嫁として迎えてくれて、ありがとう。

今だから思うことができる。
陽のおかげで、大切なことに気づくことができた。
これからもずっとずっと、大切にしていかなければならないことを、陽はいつも教えてくれる。

陽、ありがとう。

いつしか「**陽、ごめんね**」よりも

「**陽、ありがとう。みんな、ありがとう**」

と想うことの方が多くなってきていた。

これも、陽が運んでくれた奇跡だね。

踏み出す半歩

陽が産まれて1か月半を過ぎた頃、医師からベッドの移動を提案された。

陽のいる病院は、次々と、**千グラム**程の赤ちゃんが誕生する。

生きようと頑張る小さな命を、先生方が懸命に守っている。

そんななか、陽は**NICU**の1番奥で、誰よりも場所をとっていた。

既に体重は**2500グラム**あり、呼吸も落ち着いている。

常に感染症の恐れはあるが、

無菌カプセルに守られ、つきっきりで一分一秒を争うほどの状態ではもうない。

ということで移動の話がでた。

そのとき、先生は言葉に詰まらせながらこう言った。

「移動した先では、他のお母さんたちに見られることがあります」

「精一杯、見えないようにパーテーションなどで対応はしていこうと思いますが、完璧に見えないようにすることは不可能です」

「それでもよろしいでしょうか」

「もし嫌なら、そう言って下さい。それならまた別の方法を考えます」


急なことだったため、すぐに返事をできないでいると、

傍にいた看護士さんが私の腰に手を当てて、
「お母さん、無理しなくていいよ」
「嫌なら、正直にそう言ってね」と優しく声をかけてくれた。

見られる。

これまでにも何度か、処置をする際、パーテーションを開けて行うことがあった。
その時、面会にきていたお母さんたちが陽の姿を見て、なんとも表現しづらい表情をしていた。
夫婦で面会にきていた人は、陽を見てヒソヒソと話していた。

正直に言えば、**嫌だ。**

そんな目で見られなくない。

これが本音だった。

だけど、言えるはずがない。

陽のすぐ傍《かたわら》では、まさに今、この時を生きたいと、小さい体で踏ん張る赤ちゃんがいる。

その姿を見てきているから、言えるわけない。

言えるわけがない。


見られること。

それは陽にとっても、私にとっても、これからずっと続いていくこと。

一生続くこと。

もういい加減、腹をくくらなければならない。


ここで一歩、いや半歩でも踏み出さなければ、この先もきっと、踏み出すことができない。


「移動して下さい」

「私たちは大丈夫ですから」


そう自分に言い聞かせるかのように言った。

幸せの苦しみ

陽の場所が変わり、初めての面会。
陽の居場所を見つけることは容易だった。

そして確かに、みんなに見えてしまう場所。
授乳後に体重を測る台の、すぐ隣なのだから。
しかし機械や処置道具が多いため、その場所でないとスペースが確保できないことも、
すぐに理解できた。
少しでも見えないようにと、パーテーションが置いてあり、先生方の配慮《はいりょ》も伝わった。

陽、ここからがスタートだね。
病院を出たら、もっとたくさんの人がいるよ。いろんな人で溢れているよ。
私たちが、守るよ。

そして、また面会が続き、
そんなある日のこと、無菌カプセルからも出られるようになった。
更に、陽は白い布をまとっていた。
完全滅菌された、白い肌着、布切れ1枚の偉力は凄まじいものだった。

「陽、すごいねー！」

「服着られたんだねー‼」

本当に本当に嬉しい。
鼓動が高鳴る。
服が着られたということは、抱っこができるから、そう言われていたから、嬉しくてたまらない。

先生方の**「抱っこしますか？」**という問いに、

「・・・はい」と静かに答えた。

いざとなると不安が押し寄せ、全身ベタベタにワセリンを塗り、肌全体にバリアをつくってあるから大丈夫だと言われても、擦《す》れて痛くないのかと心配になった。

着々と抱っこの準備は進み、何枚もエプロンを着て、
私の見えている肌の部分は、目元だけの状態。

「そこに座って待って下さい」 そう言われ待つと、

バスタオルで包まれた陽を、看護士さんが優しく抱っこして、近付いてきた。

胸が苦しい。
でもこの苦しさは、今までの辛く悲しい苦しさとは違う。
嬉しくて胸が詰まる、
幸せの苦しみ。

初めての抱っこに、緊張しつつ、私はそっと我が子に手を伸ばした。
やっとやっと、我が子をこの胸に抱くことができる。

陽、おいで。

母ちゃんを、見て。

初めて抱きしめる我が子。
強く抱き締められず、そっと抱きよせる我が子。

しかし、その温もりはなかなか感じない。
陽と私の間に、まだまだ隔《へだ》てるものが多い。
何枚ものエプロンに手袋、分厚いバスタオル、ごわごわして、やわらかくない。

それでも陽の温もりを感じるため、じっと待った。
自分の胸と腕に、全神経を集中させる。
呼吸をする動きを感じても、
それが陽のものか、私のものか、それすらもわからないでいると、
傍で見守ってくれていた看護士さんが陽を覗き込み、

「やっぱりママは分かるんやね〜」

「こんな陽ちゃんの穏やかな顔、見たことないよ。
落ち着くんやねぇ」と声をかけてくれた。

そうかな？
いつもと変わらない？
分からないよ。涙が滲《にじ》んでしっかり見れない。

分厚い皮膚からは、独特なにおいがする。
塗り薬の臭いだと思いたかったけれど、これは陽のにおい。
それも、抱きよせることによって、いつもより感じた。

前よりも見せてくれることが増えた、可愛い黒目。
その可愛い目で、私を見てほしい。

母ちゃんを、見て。

今抱っこしてるのは、陽の母ちゃんだよ。

遅くなってごめんね。
待っていてくれて、ありがとう。

頭を撫《な》でてあげたいけれど、まだ頭を触ることはできない。
かわりに、そっと唇《くちびる》に触れた。

そして5分も経たないうちに、初めての抱っこは終わる。
喜びと緊張で、手袋の中が手汗でしめっていた。

この日からタイミングが合えば、抱っこできるようになった。
限られた時間の、唯一のスキンシップ。
ただひたすらに、我が子を抱き寄せた。

そして陽が産まれて2ヶ月と少し、
色々な検査結果を聞くため、夫と病院に向かうこととなった。

後ろ姿から感じる覚悟

検査結果などを聞くため、夫とともに病院へ向かう車内、真っ直ぐ前を向いたまま、夫がつぶやいた。

「もう何聞いても驚かんよなぁ」

「生きてくれとるだけでも凄《すご》いことや」

「これからもっといっぱい、悩んだり、ショック受けることもあると思うけど、どんな試練があったとしても、全ては陽のおかげで経験できること」

「陽が僕らを強くさせてくれる」

「僕らなりに、この病気に立ち向かって、どこの家族よりも笑って過ごそうな」

・・・ずるいなぁ。
と思ってしまうほど、いつも夫の言葉に励まされる。

病院に着き、まずは陽との面会。夫は初めての抱っこ。
慌てすぎて、準備にもたつき、看護士さんたちに笑われ、恥ずかしそうに照れながらも、
不器用に準備を終わらせた。
夫らしいな、と私も笑う。

そして陽が看護士さんから、夫のもとへ。
陽は気持ち良さそうに寝ている。
大きな腕の中で、安心しているかのように眠っている。
なぜか自分が陽を抱き寄せた時よりも、感動が大きくて、嬉しくて、
何枚も何枚も、写真を撮った。

同じ角度の写真ばかり、何枚もカメラに納めた。

陽、父ちゃんの抱き方、下手《へた》だね。
これから上手になれるように、いっぱい、いっぱい
手伝ってあげてね。

そして暫くして、先生方に呼ばれ別室に移動する。

「検査結果」

どんなことを聞いても、受け入れる覚悟はできている。
できているはず・・・。
きっと、大丈夫。
絶対、大丈夫。
前を歩く夫の後ろ姿を見て、再び覚悟を決めた。

何本もの道

扉を開け、案内された椅子に座る。

斜め前にあるパソコンには、産まれてすぐの陽の写真が映し出されていた。

何度見ても痛々しい姿だった。

そして今までの皮膚の変化が、わかりやすく順に並べられていた。

暫《しばら》くは今までの治療経過、成長の経過をグラフや写真をもとに説明を受け、続いて検査結果。

結果はやはり、**道化師様魚鱗癬**《どうけしようぎょりんせん》で間違いないとのこと。

しかし、それはもう、わかりきっていたこと。

続けて先生が話す。

「脳には今のところ、怪しいものはないです」

「耳は、大きい音しか入っていないかな、という位の

数値です」

「今のところ検査結果でお伝えできるのは、このくらいです」

「手足の変形については、この後、整形外科の先生が来て説明があります」

・・・なんだ。

覚悟を決めすぎていたせいか、少し拍子抜けする。

耳が聞こえないのは、元々の難聴《なんちょう》があったのか、この病気のせいなのか、それはこれから検査していくとのこと。

陽がどうなるのか、何もかも、まだわからなかったころ、夫とも私の母とも、それぞれに話し合っていたことがある。

もし目が見えなくても、耳が聞こえなくても、物をつかめなくても、歩けなくても、
この子なりの生き方を見つけていこう。
陽の生きて進む道を、私たちが見つけてあげよう。
一本道ではなく、沢山の道を、私たちでつくっていこう。

そう決心していた。
それがどれほど勾配の急な坂道だったとしても、私たちが全力で後ろから支えるよ。
そう心に決めていた。

大きい音しか・・・「しか」じゃない。「なら」だよ！
大きい音なら、大きい音なら聞こえるなら、
大きい声で呼びかければ、聞こえるかもしれないんだから。

そう思っていると、整形外科の先生が息を切らして、扉を開けた。
大きい病院だから、移動も大変だろうな〜と、まだそんなことを考える余裕があった。
そして手足のレントゲンを見ながら、説明を受けることになった。
その説明の中で、私は遥か昔のことを想い出すことになるとは、思ってもみなかった。

甦る記憶

皆でレントゲン写真を眺め、整形外科の先生から丁寧《ていねい》な説明を受ける。
やはり、骨はちゃんとある。
まるで生姜《しょうが》のような形の手も、長靴を履《は》いているかのような足も、中には骨がしっかりとあった。
しかし、皮膚によって正しく成長出来ず、変形を起こしていた。

「とりあえず様子を見ていきましょう」

「もっと大きくなったら、手術して治す方法もある」

「でも、陽くんの場合は、大人になっても必ずしも手術できるとは限らない」とのことだった。

そして、リハビリ施設に通うことを進められ、その施設名を見て、驚きと同時に古い記憶が甦《よみがえ》ってきた。

そこは学生時代、実習でお世話になった施設。
リハビリとは違う科への実習だったが、何度もリハビリ室の前を通っていた。
何度も見ていた。

何人もの頑張る子どもたち、傍で見守るお母さん、厳しくも優しい先生、
そしてたくさんの**母親**の表情を見てきた。

まだ学生で、自分が母親になることなんて、考えてもいなかった私は「大変そうやな〜」
と思いながら、すれ違いざまに挨拶を交わす程度だった。

まさか私自身が、
その頃に見ていた親子のように、あの施設に通うことになるとは、思ってもみなかった。
これも何かの運命だろうか。

積極的でもなく、消極的でもなく、
大勢いる実習生の中の一人、ごくごく平均並みの実習生だった私。
でも子どもたちの頑張る姿は、今でもしっかりと覚えていた。

そして傍《かたわら》に寄り添う、母親の表情も覚えていた。
頑張った我が子を、涙ながらに誉めていた姿を・・・。
神様は、当時、他人事として捉《とら》え、挨拶《あいさつ》を交わすことしかできなかった私に、学びが足りないと
言いたいのか。

いや、違う。
神様は、
陽は、
まだまだ私に、
たくさんのことを学ばせてくれるんだね。

ありがとう。
そう思うと、少し楽になれる気がした。

ピエロの母 ミニコラム①

嬉しい!!

「アイクレオ」

NICUの頃から飲んでいたミルク。
そのミルク缶を買うと、付いてくる応募シール。

素敵なプレゼントが貰えると知り、途中から集めはじめ、、、
なんと、じゃーん！！！　**300点**集まりました♪
嬉しくて嬉しくて、ずっとこの貼り付けた応募シールを眺めています！

300点集めると必ず貰えるプレゼントは、出生時の体重と同じ重さの、
クマのぬいぐるみです！（身長は50㎝）
そしてクマさんの付けているスタイ（よだれかけ）には、**名前**、**誕生日**、**出生体重**が刺繍されるそうです！！
産まれてすぐに抱っこできなかった、あのときの陽の重みを、感じたい。
そう想って集めてきました。

嬉しい、嬉しい！！
とにかく嬉しいです！！！

届くのは、応募してから早くても4か月後。
今から届くのが待ち遠しいです！！！

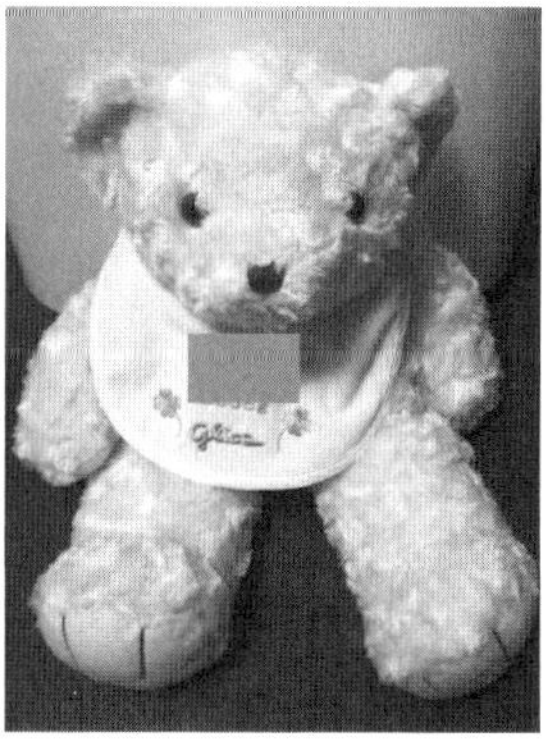

2017年8月24日のブログより

主治医の証言（1）

三重《みえ》中央《ちゅうおう》医療《いりょう》センター　小児科医長　小川昌宏《おがわまさひろ》先生

小川昌宏先生は、去年の6月、陽《よう》くんが1歳半のとき、担当医となりました。それから定期検診、病状・治療の成果を一定の頻度で見ていく経過観察を含めて、月に1度の割合で、陽くんを診てきました。

「ちょうど入退院を繰り返していた頃、引き継いだのですが、その後、皮膚を改善する飲み薬が効いてきたこともあり、皮膚の状態がかなり良くなりました。感染も減り、昨年は、ときどき定期検診・経過観察に来るだけで、緊急の入院はほぼなくなりました。顔色も良く、身長・体重も標準よりやや劣るものの、順調に発達している様子がうかがえました」

小川先生は陽くんと会う前に、かつて2例、別の施設に勤務していたときに「魚鱗癬《ぎょりんせん》」の子を担当したことがあります。

1例は免疫力が弱く、抗生剤の投与を中止するとすぐ感染が再発してしまうので、副作用のリスクがあるものの抗生剤が欠かせなかったそうです。最期は肺出血《はいしゅっけつ》で亡くなりました。もう1例は、母親が我が子を「魚鱗癬」であることを受け入れられなくて、育児を拒否しました。その子は然《しか》るべき施設に送られて行き、担当医として胸が痛んだそうです。

「その当時より若干《じゃっかん》、医学の進歩もあり、医療施設の対応も深化しました。それを差し引いても

最初会ったときの陽くんの元気ぶりは印象的でした」（小川先生）

これまで小川先生は、何十万人、何百万人もの小児患者を診てきていて、育児が順調であるかどうかは、お子様の顔色や全身状態、あるいは診察室やベッドでの親子の接し方などを見れば、すぐにわかる、と言います。

「陽くんも、よい環境で育っていることは一目瞭然《りょうぜん》でした。『魚鱗癬』の子は皮膚の新陳代謝《しんちんたいしゃ》・消耗が激しいこともあり、タンパク質をはじめ、たくさんの栄養摂取《えいようせっしゅ》が必要で、それにともない食欲も亢進《こうしん》し、1日に6食～10食を取ったりします。それを与えるだけでも大変ですが、それとは別に、スキンケアのため、1回何十分とかかる保湿クリームの塗布《とふ》を、1日に数回しなければならず、大変な労力がかかります。それを毎日、繰り返さなければなりません、親によっては、いい加減になって発育に影響してしまうこともあります」

その点、陽くんは申し分なく育てられている、と感じたそうです。

「皮膚科の先生や看護師さんなどから伝え聞く所によると、おばあちゃんやお父さんも育児に積極的に関わっていると聞き、うなずけました」（小川先生）

今年になって久しぶりにブドウ球菌による感染が起こり、2ケ月間入院しました。菌が薬剤耐性《やくざいたいせい》となり、抗生剤が効きにくい状態になりましたが、危機を脱することができました。

「4～6歳頃になると、皮膚の状態は今よりいくぶん落ち着いて、安定してきます。定期検診での発達指数はやや標準より低いのですが、それは装具をつけた足や、指の癒着《ゆちゃく》の後遺症による影響と思われます。知育面ではむしろ高いほうかもしれません。この『魚鱗癬』という病気が陽くんの発達にどう影響していくか、まだ評価はできませんが、医師として、注意深く診《み》ていきたいと思っています」と、小川先生は言います。

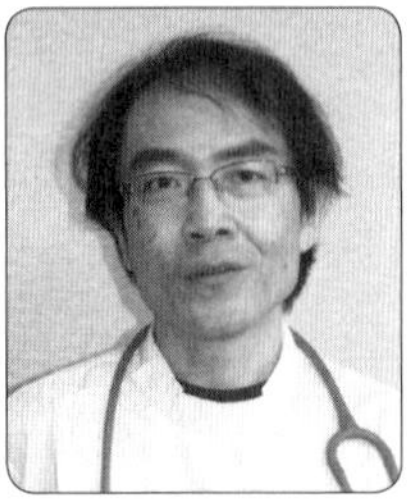

小児科医長
小川昌宏

滋賀県出身
三重大学医学部 卒業

旧国立津病院の研修医を経て、
三重県内の小児科で活躍。
現在は、国立病院機構
三重中央医療センターに勤務。

小児病棟と
フォローアップ外来を担当。

ピエロの母 ミニコラム②

考えた方に感謝

「おもいやり駐車場利用証」という、病院の入口に近いスペースを優先的に利用できるカードを頂くことができました。

陽は体温調節が困難なため、夏場の通院時、この利用証があるととても助かります。。。

いつも病院の入り口から駐車場は遠くて、車内の温度を下げるために、エンジンをかけておくことができず、夏場は保冷剤などを多めに保冷バッグに入れて持ち歩き、エンジンをかけて、エアコンが効くまではそれを使って、身体を冷やしていました。

車を近くに停めることができれば、エンジンをかけて、病院内の入り口から車の様子を見ていることができます。頻繁に通院するので、この利用証があると本当に助かります。

でも、車椅子の方や妊婦さん、高齢の方なども利用されているので、、
いつもこの駐車スペースは満車に近いです。

だから、私と陽が利用する時は「体温調節の難しい時期」にするべきなのだろうと思います。

陽は暑さの対応は難しいですが、寒さはある程度の調節ができそうです。

まだ真冬を外で過ごしたことがないので、はっきりとは言いきれませんが、暑さよりは大丈夫だろうと考えています。(その分、皮膚の状態は悪化すると思いますが。。)

なので、この利用証は、夏場に大活躍してもらおうと思います。すごいですね。

この仕組みを考えくださった方々に感謝です。。本当に助かります。

陽は手帳関係はまだ何も持っていないから、もらえないだろうと思っていたのですが、「小児慢性特定疾病」の受給者証があったので大丈夫でした。

今日は温度差が激しくて体温調節が大変。。。という日がきても、安心して通院できます。

よかった。本当によかった。使う時を見極めて、大切に使っていきたいと思います。

2017年10月25日のブログより

ピエロの父　コラム②

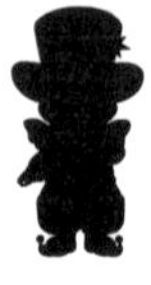

「泣き虫父ちゃん」

出産から数日。妻は相変わらずの状態だった。術後のため、まだ歩けず、身体の痛みと息子への思いで毎晩苦しんでいる。

妻は昔から、人前で絶対に泣かない人間だったという。色々と辛い過去を持つ妻。幼い頃、悲しくなるといつも、誰もいない所で涙したらしい。

逆に私は幼い頃、臆病《おくびょう》で泣き虫だった。人前でめそめそしてばかりのどうしようもなく、みっともない子。

そんな自分が、今は泣いている妻を励《はげ》ましている。でも、そばにいることしかできず、何もしてやれないのが辛かった。何か力になれないか……。

さらに数日後。まだ歩けないものの、妻の体調は回復しつつあった。

「病院の敷地内なら外出しても良い」と医師から許可が出たため、私は妻に外へ出ることを提案した。

「中におると、気分が沈むよ。こんなにいい天気なんやから。外の空気吸って、気分転換しよう！」

妻の車椅子を押しながら、私は病院の庭へ向かった。

妻にとって久々の外。静かな庭の中を、ふたりで会話しながら歩く。

どうでもいいような話をしていたが、やはり最終的に息子の話になった。息子の病気は通常、産まれて数日で死に至るということもある病気。

だが今は医学が進み、生存率は上がっている。命は助かる。命「は」……。

その後はどうなる？　この病気は完治しない。皮膚が薄いため、感染症にかかりやすく、最悪、死に至る場合もあるらしい。見た目の損傷も激しく、障害のある部分が多い。日常生活は苦労が多く、また、その見た目から迫害を受けることもあるかもしれない。

どんな辛いことがあっても「生きてこそ」という言葉があるが、この子はそれを望むだろうか？

病院の先生方は今も精一杯、処置をしてくださっている。とても感謝している。だが退院の先、何も見えない。あの子にとって幸せは生きることか、それとも……。

妻は泣いていた。私も泣いていた。こんな明るい空の下で、庭でふたりして、うずくまって、声を殺して泣いていた。妻を元気付けるはずなのに。

あれから数日、自分の中で色々な思いを整理し、私は冷静になっていった。もう何があっても驚くことは無い。泣くことも、しない。息子は病院に任せ、私は妻を励ます。だが、息子を思う「母親」の気持ちは計り知れない。父として、夫として何が出来るか。

ある日の夜、ひとりでいる時、いつの間にか私は実家に電話していた。

電話に出たのは母。会話は、息子の様態について。もう何度か電話で説明していたので、話すことはほとんど無いが……。

「大丈夫か？　辛かったらいつでも言いな」

母の言葉に、私は力強く答えた。

「いや、僕はもう大丈夫。何があっても絶対沈まん。心配いらんよ」

「そうか、あんたは強いね」

母は泣いていた。

「あんたたちが心配で……、ごめんな、私たちは何の支えにもなれなくて」

震えた声が聞こえる。何の支えにも……。そんなことない。

「十分、支えになるよ。だって何も無いのに電話をかけて、それだけで、救われる。ただ、話をするだけで……」

言っているうちに、涙が止まらなくなってきた。なぜ最初、電話をしていたのか　自分でも分からなかった。頼りたい。甘えたい。そういう思いがあったのか。

もう父親なのに。冷静になったはずなのに。心が折れそうだった。昔のまま、私は泣き虫だった。だが、私は母に救われた。

話をするだけで、そばにいるだけで、人の心は救われる。私は妻のそばにいることしかできない。それだけで充分なのかもしれない。父親が泣いてちゃ駄目だ。両親が潰れたら、どうしようもない。自分だけは前を向く。妻も、いずれは前を向いてほしい。

でも今は、焦らずゆっくりでいい。妻が前を向けるまで自分は後ろを振り返らない。そう、強く決心した。そこから、私は悲しみで泣くことは無くなった。

ピエロの母 ミニコラム③

大好きな先生とのお別れ

NICUの頃から、ずっとずっとお世話になっている先生。

GCUを卒業してからも、通院の日には「今日、陽ちゃん診察って聞いたから、ちょっと会いにきちゃいましたぁ〜！」と言って見に来て下さったり、入院したときには毎日、出勤前や休憩時間に、病室に様子を見に来て下さいました。

珍しい難病ということもありますが、とても気にかけて頂き、声をかけて頂き、気軽に何でも相談できる先生でした。

でも今日、皮膚科に受診していると、いつものように先生が陽の元に来て、最近のことを色々とお話した後、「寂しくなるなぁ。僕、来月から違う病院へ異動するんです。こうしてずっと、陽ちゃんの成長を見守っていきたかったなぁ〜」と仰《おっしゃ》いました。

突然のことで驚きとショックもありましたが、何よりも感謝の気持ちが1番大きいです。

そして、「最後に抱っこさせて〜！」と、抱っこして頂くことになりましたが、ここ数日で、人見知りが始まった陽。

身内以外の人に抱っこされると泣きます。男の人だと、よりギャン泣きです。

最後なのに、泣いちゃう（>_<）って思っていたのですが、なんと陽はニッコニコで抱っこされていました。

あれ？　そっか、陽には分かるんだね。いつも優しく声を掛けてくれる先生。見守ってくれる先生。大好きな先生。分かってるんだね。

赤ちゃんのことだから、たまたまだと思いますが、いつもなら大泣きする陽がニコニコまんで抱っこされている姿を見ていたら、嬉しくて、涙が滲《にじ》んできました。

素敵な先生と出会えて本当に良かった。

いつか立派に成長した陽を、見てもらおう！

陽の元気な姿を見てもらおう！！

そう心に決め、陽とともに先生の後ろ姿を見送りました。

2017年12月22日のブログより

主治医の証言（2）

三重《みえ》中央《ちゅうおう》医療《いりょう》センター　小児科　中村知美《なかむらともみ》先生

三重中央医療センターの小児科に在籍する、中村知美先生は今年（2019年）、陽《よう》くんが久しぶりにブドウ球菌に感染して2か月間入院したときに、初めて主治医として担当しました。

ご自身も出産されてほどない頃で、現場復帰の最初のお仕事だったそうです。

症状は菌が薬剤耐性《やくざいたいせい》を獲得、抗生剤が効きにくい状態で、予断は許されない難しいケースだったと言います。

「先が見通せないなか、ときに寝ずに付き添っているお母さんにお声掛けすると、『いえ、この子が元気でいてくれさえすればいいので…』と微笑《ほほえ》んで応《こた》えてくださった表情が印象的でした」（中村先生）

狭い病室のなかで、何本もの点滴チューブにつながれている陽くん。そのときは2歳そこそこですから、ときに手足を激しく動かしたり暴《あば》れたりすることもあり、チューブが抜けないように見張るのは気が気ではありません。それに音をあげるでもなく、甲斐甲斐《かいがい》しくそばで付き添っているお母さんに、医療スタッフもねぎらいの言葉を投げかけていたようです。

中村先生は、「お母さんも頑張り屋さんだけど、負けず劣らず陽くんも頑張り屋さん」だと言います。経験している人もいるかと思いますが、点滴《てんてき》チューブの針を血管に刺《さ》し入れるときは、痛みを伴い、大人でもつい身を引いてしまいます。

続けて数本も入れるとなると痛みも何倍かになります。ましてや普通の人よりずっと皮膚の弱い「魚鱗癬《ぎょりんせん》」の子の場合は、苦痛の度合いは計り知れません。

通常10分前後で終わる点滴チューブの刺入《しにゅう》は、陽くんの場合、7本ぐらい入れ直しをしないと留置できない時もあり、1時間前後かかることもありました。

この苦痛軽減《くつうけいげん》に一役《ひとやく》かったのがお父さんです。インターネットから陽くんが関心を示しそうな動画を参考に、自分で動画を撮影・編集し、点滴ルートの確保ができたら、ご褒美《ほうび》としてその動画を見せました。

動画の内容は、たとえば「アンパンマン」の1シーン。バイキンマンのおもちゃを手で動かしながら、お父さんがアテレコ。動画はバイキンマンのおもちゃがアップになっており、バイキンマンが喋《しゃべ》りながら動いているように見えます。お父さんは自らが編集した動画を見せるために、忙しい仕事の合間を縫《ぬ》って駆《か》けつけていました。

これを陽くんは楽しみにして、痛みに耐えていたようです。

点滴のルート確保が終わると、医療スタッフに対し陽くんは、「あーと」(ありがとう)と言って会釈のような仕草《しぐさ》をして、お礼を言い、スタッフを驚かせつつ、なごませていたそうです。

「自身が痛い目にあった直後に、周囲に対して気を向けることができる、というのはすごいな、と思いました」

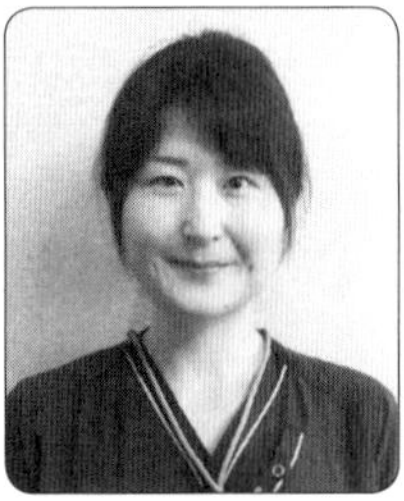

小児（新生児）科専攻医
中村知美

三重県津市出身
三重大学医学部 卒業

三重県内で研修を積み、
小児科に勤務。
伊勢赤十字病院で
一般小児を学び、
現在は、国立病院機構
三重中央医療センターに
勤務。

その頃から言葉の獲得は順調に進み、「かーか」（お母さん）、「とーと」（お父さん）、「じーじ」（おじいちゃん）、「ばーば」（おばあちゃん）、「くるま」「まんま」といったような言葉は日常的に使えるようになっていました。

現在、身体面の発達で、普通児よりやや遅れがありますが、早産《そうざん》で生まれた子にはよくあることです。

魚鱗癬の影響については、まだ評価するには早すぎる、5歳前後に身体がしっかりしてきて、普通児との距離が急速に縮まることもあります、と中村先生は言います。

「このまま順調に育っていってくれれば、小児科医としては言うことがありません。陽くんの成長を見ていくのがうれしくもあります」

第三章

「笑顔の決意」

少しずつ、
私は母になり
少しずつ、前へ進む

私が陽にしてもいいこと

先生からの説明も終わり、私たちは陽の待つ場所へ戻った。

着いてすぐ、

「お母さん、オムツ替えてみますか？」と言う看護士さん。

私はすぐに返事もできず、ただ陽と看護士さんを、交互に見ていた。
今までにも、仕事がらオムツ替えをしたことは何度もある。
けれど、なぜか急に、とてつもない緊張が襲った。

ちゃんと、できるかな。
不安からなのか、緊張からなのか、顔が熱くなる。

オムツを替えるだけで、こんなに緊張するなんて、
ダメな母ちゃんだね。

そして哺乳瓶で母乳をあげたり、全身に薬を塗ったり、抱っこできたことを皮切りに、
少しずつ**私が陽にしてもいいこと**が増えてきた。
今まではずっと傍にいても、何もしてあげられなかったけれど、やっと母親らしいことができる。

面会終了時間も間近に迫った頃、陽が眠っていたため、
私も静かにしていると誰も居ないと思われ、半灯にされてしまうこともあった。

「陽ちゃんのお母さん、まだ居るんちゃうん？」

と一人の看護士さんが気付いて下さり、

「すみませ～ん。まだいま～す」

と私が情けない声をあげると、部屋中、看護士さんと私の笑い声が響く。
そんな中でもグッスリ眠る陽と、
赤ちゃんたち、ゆっくり眠ってね、と病院を後にする日が続いた。

そして陽が産まれて、２か月半。

看護士さんから、あるものを家から持ってくるように言われた。
帰りの車の中、一人、嬉しくて涙が溢《あふ》れた。
涙で前が見えなくなり、
田舎の広いコンビニの駐車場に停め、気が済むまで嬉しさから溢れる涙を流した。

そして次の日、私は紙袋を大事に抱えて、病院に向かう。

紙袋の中に、

「陽の服」

を詰《つ》め込んで。

紙袋に詰《つ》められた想い

いつ退院できるか分からなくて、まだ新しい服は1枚もなく、
紙袋の中身は全て、甥っ子2人のおさがり。
私は兄、兄、私の3人兄弟の末っ子。
長男とは歳が離れていることもあり、あまり話をしたことがなく、いつしか「おはよう」という簡単な4文字の挨拶ですら、なかなか交わせない関係となっていた。

そして私には父親はいない。


正確には、私が18歳になるまではいた。

けれど父親だと思ったことは、物《もの》心がついた頃からは一度もなく、「さようなら」をした最後の日、久しぶりに目を見て話をした。

「いつまでも可愛い娘や思とるから」

そう言う、あの人を私は無言で見送った。

心の中で「さようなら」をした。

周囲には「やっとおらんくなったわ〜」なんて言っていたけれど、本当は泣いたんだ。

さびしくて、悲しくて。
でも、それはあの人がいなくなったから、淋しいのではない。
ただ、ずっと「父さん」と呼んで頼れる存在がほしかった。

「父さん、あのね」
「父さん、聞いて」

それでも、そんな想いを上回るほどの愛情を、私は母親から貰《もら》っていた。
母はいつでも私の味方をしてくれる。
理解してくれる。
きっと、あの人に関しては、私よりも母の方が辛い想いをしている。
けれど母はいつも笑顔だった。
母の優しい強さに、私はいつも救われていた。
陽が産まれて「家族」の形が少し変化した。
それは、長男との関係。
「お前は大丈夫なん？」

「陽は？」と心配して、訪ねて来てくれるようになった。

まだまだ言葉数は少ないが「これ」といって紙袋いっぱいに「陽へ」と服をくれた。

私が喜んで貰うと、次は段ボールいっぱいの服をくれた。

まだ陽には大きすぎる服も入っていた。

「ありがとう」

そして陽が産まれて、初めて迎えたゴールデンウィークには、
長兄家族、次兄家族、私たち家族、母。
みんなで集まってご飯を食べ、1つの部屋でゲームをして盛り上がった。
こんなこと、今までなかった。
皆で楽しめるようにと、用意してくれた夫のおかげだね。
陽が産まれてきてくれたおかげだね。

私は何よりも、兄弟仲良く、家族揃《そろ》って笑って過ごす様子を、嬉しそうに見守る母の姿に、
涙が出そうになった。

私がこの景色を望んでいたよりもっと、母はこの景色を強く望んでいただろう。

母さん、遅くなってごめんね。

そしてこれも、陽が起こしてくれた〝奇跡〟だね。

背中を押してくれたのは・・・

「服、持ってきました！」

興奮気味に看護士さんに伝える。

はやく、はやく着せたい。
陽の服、似合うかな。
どうかな。

ワクワクしていると、看護士さんに

「明日着るから、ケースに入れておいてね〜」

と言われ肩を落とす。

今すぐにでも、服を着せたかったけれど、そうだよね。
陽にとっては着替えも体力がいる。

皮膚への負担もかかるだろう。
早く服を着せたい、と焦っていた自分が、少し恥ずかしくなった。

滅菌した服しか着せることができない。
そう思い、自宅でも滅菌できる機械が必要かと、色々考えていたが、
滅菌しなくても服を着せることができる。
もちろん選べる服は限られてくるけれど、それでもすごいよ。
陽が頑張ったからだね。

そして初めて陽の服を買いに出かけ、陽は何色が似合うかなぁ、なんて考えながら、
お店に足を踏み入れた。

そこで私は**こうありたい、**と思える家族に遭遇した。
このタイミングで、そのご家族に出逢えたこと、いまでも感謝しています。
前を向き、少しずつ歩みだそうとしている私を、背中を押して一気に何歩も進ませてくれたのは、
見ず知らずの買い物中のご家族だったのです。

たくさん、笑うんだ。

初めての息子の洋服選び。

お店に入り、新生児コーナーへ向かうその途中、可愛い子どもの笑い声が聞こえ、
自然と足が止まる。

どこからだろうと周りを見回すと、そこには見ず知らずの家族。
先程の笑い声の主は、陽と同じく〝病《やまい》〟と闘っているのがすぐにわかる、女の子だった。
女の子とお母さんが、とても楽しそうに笑っていた。

親子の笑い声が、お店に響く。
お母さんだけでなく、家族みんなが女の子に笑顔をむけ、楽しい笑い声が響く。
苦労や悲しみや不安、きっとあるはずだけれど、私の目に映るのは、幸せに満ち溢《あふ》れた家族。

私も堂々と陽と笑い合いたい。

みんなで笑うんだ。

病気で産まれて可哀相、病気の子どもがいるから大変そう。
……なんて思われないくらい、
この家族のように、**たくさんたくさん、笑うんだ。**
そう決意し、新生児コーナーに辿り着く。
パッと世界に、光が差した様な気がして、涙が出そうになった。
棚の上段の商品を見るふりをして、涙がこぼれ落ちないよう、ずっと上を見ていた。
もう、悲しい涙は流さない。
陽に涙は見せない。
絶対とは言いきれないけれど、そうしたい。
さぁ、初めての陽への、プレゼントを選ぼう。

決意とともに向けた笑顔

初めての洋服のプレゼント。
どれも、これも、全部可愛い。
全部着せたい。

着ている姿を想像して、違うなぁ〜、う〜ん、これもなんか違うなぁ〜。
なんて、服を選ぶセンスなんて無いくせに、
散々悩んで、結局はシンプルな服を手にとっていた。

会計を済ませると、先程の家族もお店を出るところだった。
おもちゃを買ったようで、
女の子は嬉しそうに、母親に抱っこされ、おもちゃを握りしめていた。
私がじっと見ていたこともあり、
女の子が不思議そうに私を見ていた。

ありがとう、私も頑張るよ。

いつか陽と、このお店に笑顔でおもちゃを選びに来るね。

と心の中で呟き、女の子に笑顔を向けた。

そしてまた、陽のもとへ向かう。

この時はまさか、こんなことで苦労しなくてはならないなんて、全く分かっていなかった。

そう**【洗濯】**という苦労に・・・。

数分のうなだれた時間

面会に行くと、陽は持参した服を着ていた。

・・・・・可愛い。

毛穴がなく、発汗による体温調節ができず、体温がこもりやすいため、まだまだ肌着しか纏《まと》うことができないけれど、初めての色味のある服、それは黄色く少し色褪《あ》せた、くまのプーさんの肌着。

ふとベッドの端《はじ》に目をやると、ビニール袋が置いてあり、中を覗《のぞ》くと、既《すで》に着終わった服が**2着**入っていた。

持って帰ろうと手に取ると、驚くほどズッシリと重い。全身にたっぷりとワセリンを、1日に何度も何度も塗るため、服にワセリンが染み込んで、ベタベタでズッシリとしていた。

そして独特な匂いがした。

そこへ看護士さんが来て、

「しばらく熱湯に浸けておくと、お薬とれると思いますよ」

とアドバイスを頂き、
病院から帰ると、早速、蓋付《ふたつ》きバケツに服と熱湯を入れ、
半日ほど経ってから、何度もお湯でもみ洗いをしてから、洗濯機に入れた。

………甘かった。ワセリンの油を軽く見すぎていた。

もみ洗いをした洗面器と、洗濯機の中が、白くギトギトになっていた。

そんな洗濯機の様子を見て立ち尽くし、なにもかも、やる気が無くなっていくのを感じた。

さらに、洗濯の終わった服はどれだけ乾かしても、ベトベトでしっとりしていた。


もぉ嫌や。

洗濯すら普通にさせてくれへんの？

なんでこんな思いばっかり・・・。

この時は、ちょっとしたことで頑張ろうと思えたり、些細《ささい》なことで幸せや喜びを感じていたのと同時に、ほんのちょっとのことでも、すぐにマイナスに転ぶことも出来た。

私の考え方や、洗濯の仕方が甘かっただけなのに、もともとO型特有の面倒くさがり、楽したい主義の私には、とてつもなく洗濯が負担と感じた。

普通なら、別にこんなことくらい、って思うようなことで、意気消沈していた。
何分か洗濯機の前で、うなだれた時間を過ごし、少しずつ倒れきった心を叩き起こした。

こんなことでウジウジしてたら、この先やっていけない。
陽にシットリした服を、着せるわけにはいかない。

何か良い方法があるはず！
そう思い直し、しばらく携帯とにらめっこして、ひたすら洗濯方法を検索した。
そして何度も洗濯を繰り返して、良い方法を研究する日々が始まった。

ピエロの母 ミニコラム④

ピエロの服、洗濯方法

この種の病気の患者は洗濯に骨が折れることを書きましたが、私がこの経験から、最終的に辿《たど》り着いた洗濯方法をお教えします。
まずは、3種類の洗濯の粉を使っています！ 「天使のお洗濯」と、検索すれば出てきます。私はそこで、ワセリンカット、ワセリンカットプラス、洗濯用粉末石鹸を購入して使っています（*^^*）。初回限定お試しセットで、保温ボックスが付いてきました！

①保温ボックスに衣服と、ワセリンカットを適量（お湯を入れたときに泡が立つ程度の量）。
そして75度の熱湯を、衣服が全て浸《つ》かるくらいに入れて蓋《ふた》をし、12時間以上浸けておきます。

②蓋をあけ、ボックスの中でジャブジャブと洗い、軽く絞って、服が全て浸かる程度にお湯を張った洗面器へ。そこへワセリンカットプラスを入れ、（ズボン2、肌着2、長袖2、スタイ2、手袋、靴下。それぐらいだと、ミルク20ml計量スプーン4杯）もみ洗いをします。

③しっかりと絞り、洗濯機へ（ワセリンが付いていないものも一緒に）。そして、洗濯用粉末石鹸を入れる。洗濯機いっぱいで、ミルク20ml計量スプーン山盛り5杯入れてます。

この洗濯用粉末石鹸は、洗濯機の油汚れも一緒に落として流してくれるので、洗濯機もキレイです！
後は、普通に干すだけで、カラッと乾くようになりました（^^）
少しでも参考にして頂ける方がいらっしゃったなら、嬉しいです（*´ω｀*）！

2017年8月13日のブログより

「ゆっくりでいいよ」

洗濯の仕方も、なんとか良い方法に辿《たど》り着きそうな頃、またしても試練のときが訪れた。

不器用な私には、ほぼほぼお手上げ状態・・・。

それは、

爪切り。


足の指は全部すき間がなく、くっついていて、爪は生えていないため、切るところはない。

問題なのは、変形している手のかたち。

更に、爪も歪《いびつ》な生《は》え方をしていた。

なかには、まるで帽子をかぶっているかの様に、指に覆《おお》い被《かぶ》さった爪。

どう切ればいいの？

失敗して皮膚を傷付けるわけにはいかない。

でも、切らないわけにもいかない。

今の今まで、完全に看護士さんに任せていたため、１か所切るだけでも時間がかかる。

途中、看護士さんが様子を見に来て下さり、
「お母さん大丈夫？　切れとる〜？」と声をかけて頂き、
「難しいです・・・」と答えると、
「まぁ、時間たっぷりあるで、ゆっくり、切ったって
もぉたらいいで〜」
と優しい笑みを浮かべて去っていった。
・・・確かに時間は、ある。
面会終了時間まで、まだまだ時間は、ある。
「ゆっくりでいいよ」という言葉に救われた私は、
うん、ボチボチやろう。

これも新たに増えた**私が陽にしてもいいこと、**と思うことができ、
焦らずに爪を切れるようになった。

今思うと、いつも何気ない看護士さんの言葉に、何度救われただろうか。

言葉だけでなく、そっと当ててくれる手のあたたかさに、幾度となく助けられていた。

素敵な仕事、しかし命を預かる責任のある仕事。

きっと私達の見えないところで、とても大変なことも多いはず。

けれど、いつも優しい笑顔を向けてくれる。

ベテラン看護士さんから新人看護士さんまで、皆さんそれぞれ違った、
優しさのかたちをいつも感じることができ、私はここの看護士さんたちが大好きだ。

現在も、爪切りには苦戦しているけれど、その度に
「ゆっくりでいいよ」の言葉が浮かび、私の心を穏《おだ》やかにしてくれている。

うなされる夜

私が陽にしてもいいことが少しずつ増え、ついに薬を飲ませる練習も始まった。

いつも薬の時間には、一旦、陽の傍から離れていて、飲んでいる様子を見たこともなかったため、

「今日はまずは見て覚えてね〜」 と言いながら用意をする看護士さん。

しかし、その準備の段階で驚いた。


溶接作業時に手で持つマスク?のような、透明で目元をガードするマスクをつけ、更に普通のマスクもつけ、エプロンと手袋もつけて、完全防備。

手元には、薬が調合されて入ったシリンジ（注射筒）、白湯の入ったシリンジ。

その2本のシリンジが用意された。


そしてこの薬を取り扱う時には、細心の注意を払うよう、何度も説明された。

直接触れることも、鼻から吸うことも、目に入ってはいけないことも、何度も説明を受けた。

しかしどれも、〝二人目〟を考えているならの話。
もし注意を怠《おこた》ると、赤ちゃんが奇形をもって、産まれる可能性があるとのこと。
正直、今の段階で、二人目のことは考えたくなかった。
我が子の病気と向き合い、前を向いて進もうと、後ろを見ないようにしているのに、
遥か後方から呼ばれて、振り返って、戻らなくてはならない気がして・・・。
だから薬の説明の度に、二人目は？と聞かれることが辛く感じた。
突然変異でなければ、同じ病気で産まれてくる可能性は、４人に１人と言われている。
２人兄弟で２人とも同じ症状で、産まれたケースもある。
出産時に、初めて我が子を見た衝撃が忘れられず、トラウマにもなっていた。
夢でうなされる夜もあった。
もし妊娠したら、不安と恐怖で耐えられないかもしれない。
穏やかな妊婦生活は送れないかもしれない。
そう考えていた。

あるとき、

「妊娠できるだけいいじゃない」

「どんなに頑張っても、妊娠できない人もいるんだよ？」

「兄弟つくって、将来、助け合っていけたらいいじゃない！」と言われたときもあった。

私の悩みは、贅沢《ぜいたく》な悩みだと。

確かに、そうかもしれない。
だけど、なにか違う。
どこか納得できない。

ここが違う、と言い切れないけれど、この頃はまだ、
我が子を「すぐ愛おしい」と想うことができなかった私は、
生きようとする我が子に「頑張らなくていい」と言った私は、

もう子どもは産めない、産む資格がない、という想いに支配されていた。

あ〜ダメだ!!
またすぐに、落ち込む方向へ考えようとしている。
またゆっくり考えていこう。

だから今は、今は陽のことだけを考えよう!!!

そうしよう!!

そう言い聞かせながら、説明を受けていた。

今は、しょうがない。

看護士さんがシリンジを使い、少しずつ陽の口に薬を含ませていく。
あふれないように、少しずつ、少しずつ、口の中に入れていく。

ふと疑問に思い、

「どんな味がするんですか？」と尋ねると、

「ん〜、油を飲んどるようなもんかなぁ？」

「もうちょっと大きくなって、味が分かるようになってきたら、あげるの大変になるかもやなぁ〜」

と答える看護士さん。

・・・。

そしてさらに「**これ退院したら、薬の調合もお母さんに、してもらわんならんでなぁ〜！**」

「**お母さんやることいっぱいやけど、陽ちゃんのために頑張ってもらわななぁ**」

・・・!?

調合って？　そんなの素人がしてもいいの？

頭の中が**???**で埋め尽くされていると、あっという間に薬の時間が終わった。

この薬は1日1回、明日からは私が、陽に薬をあげることになった。

その後も陽と過ごしていると、パーテーションからひょこっと顔を出し、

「よ〜うちゃん！」と声を掛けて下さる保育士さん。

いつもいつも、優しい笑顔、優しい声、可愛い保育士さん。

いろんな歌を陽に聞かせてくれて、たくさん話をしてくれる。

「お母さん、聞こえてなくても、こうやってお歌うたったり、たくさん話しかけてあげてね。絶対に陽ちゃんに届いているから」

「一方通行だなんて思わないでね」

「ほら、話し声が聞こえると、なんだか陽ちゃんの表情、明るくなるでしょ！」

「陽ちゃん、今日もお母さんと一緒で、嬉しいねぇ」

「お母さんが帰った後、淋しいのか、泣いていることが多いんですよ！　陽ちゃん、ちゃんと分かってるんです」

正直に言うと、陽の表情が明るくなったかどうかは、見てもわからなかった。

でも、**「絶対に届いている」**という保育士さんの言葉は、とても嬉しかった。

私の声は、陽に届いていると思いたかったから。

ずっとそう思って、声をかけてきたから。

だから、断言的に届いていると言って頂けたことで、胸の奥にあった不安が、少し和らいだ気がした。

しかし**「私が帰った後に泣いていることが多い」**ということも知り、

少し和らいだところがまた締めつけられるような、切なさが襲った。

仕方ない、仕方ないんだ。
いまは、しょうがない。

そう心の中で言い聞かせ、

「明日からは、母ちゃん、お薬頑張るね。またすぐ来るからね。陽、おやすみ」

と声をかけて病院を後にした。

無理矢理な上書き

初めて、陽に薬を飲ませる。

看護士さんの真似をして、少しずつ、少しずつ、あふれないよう、シリンジで慎重に、薬を口に含ませていく。

ずっと傍で見守っていて下さった看護士さんが

「陽ちゃん、上手に飲んでるね〜!!」

「えらいえらい！　陽ちゃんえら〜い！」

「お母さんも、上手だねぇ!!」と、陽だけでなく私まで、誉めてくれた。

単純な私は、**あれ？　意外と簡単かも？**

なんて思っていたのも束の間、脳裏に前日の看護士さんの言葉が浮かんだ。

「もうちょっと大きくなって、味が分かるようになってきたら、あげるの大変になるかもやなぁ〜」

・・・。

確かに今の陽は、あまり嫌がらない。
嫌がるようになってきたら、どうしたらいいのだろうか。
飲ませられるかな・・・、調合もしなくちゃいけない。
私にできるのかな・・・、
そう考えていると、少し今後が不安になった。

あーーーー、まただ！

不安になることを考えだしたら、キリがないことくらい、
もう、とうに分かっているはずなのに・・・。
これではいけない、考え方を変えよう。

その頃には私の薬を飲ませる、テクニックもあがってるかもしれない！

調合だって、ちょちょいのちょい！ってできるかも！

これでまた、**私が陽にしてもいいこと**が増えたんだ！

なんて想いを無理矢理、不安な気持ちの上に上書きして、胸に押し込んでおくことにした。

そして無事に薬の時間が終わり、一息ついていたとき、
担当の先生が現れて、思ってもみなかった話を聞くこととなった。

【退院】に向けての話を・・・。

言葉を選ぶ先生の優しさ

薬の時間が終わり、一息ついていると、

「お母さん、薬どうでした？　できた？」と声をかけながら、

担当の先生方が現れ、

「なんとか無事に終わりました！」そう答えると、

なぜか先生方が顔を合わせ、頷《うなず》いている。

そして**「薬飲ませてくのは問題なささそうですね！」**

「お母さん、陽くんは、私たちの最初の予想よりも、

遥《はる》かに良い状態です」

「正直に言うと、どんどん運ばれてくる赤ちゃんの受け入れが難しくなってきています」

「陽くんは、もうここでしかできない治療というのはほとんどありません」

「そろそろ退院に向けての準備をしていきたいと思います」

「退院までに2回、小児病棟で母子同室を行って頂きたいので、ご家族で話し合って、日にち決めてもらえますか？」

「その時に、薬の調合も覚えてもらいますね」

・・・退院!? えっ？ もう退院⁉︎!? できるの?? 嬉しい！ 嬉しいけれど、不安・・・。

大丈夫？ 陽は、大丈夫？ 私は、できる？ そう戸惑っている私を察して、

「大丈夫。退院までに分からないことは、何でも聞いて下さい。退院後もずっと、サポートさせて下さい」

と先生が力強くおっしゃって下さり、少し安心するとともに、

「サポート**してあげる**」ではなくて「サポート**させて下さい**」という、**言葉を選んでくれた**先生の優しさが嬉しく、頑張ろう、きっと大丈夫、と思うことができた。

陽、もうすぐお家に帰れるよ。ずっと一緒にいられるね。

陽のベッドはアンパンマンで可愛いんだよ。

もう少し、もう少し頑張ろうね。一緒に帰ろうね。

母子同室　1回目（沐浴《もくよく》～移動）

待ちに待った母子同室、1回目。


初めて陽と、24時間ずっと一緒に過ごせる。

嬉しすぎて、前日の夜、同室中はきっと寝れないだろうからと、いつもより早く布団に入った。

しかし眠れるはずがなく、どんどん目が冴《さ》えてきてしまう。

まるで遠足の前のワクワク感、懐かしい感覚。


そして少し寝不足のまま、病院に到着し、ＧＣＵ（回復治療室）にいる陽のもとへ向かう。

自然といつもより、少し早歩きで向かう。

途中、すれ違う看護士さんに、

「今日から母子同室ですね！」

「陽ちゃんとの時間、楽しんでね～！」

と声を掛けて頂き、さらに気持ちが高鳴る。

こんなに早く、我が子とゆっくりと過ごせる日が来るなんて、嬉しくて嬉しくてたまらない。

「陽、お待たせ」カーテンを開き、すぐに声をかけた。

そして予定通り、まずは沐浴。

母親教室で体験した沐浴とは、まるで**違う。**

痛がらないかと心配していたが、陽はとても気持ち良さそうにしていた。

「もう痛がることはないですよ～」

「陽ちゃんはお風呂大好きですよ！」

「なるべく、皮膚のためにも清潔にしないとね～」

看護士さんの言葉に、少しホッとし、沐浴の様子を見守る。

今回は看護士さんのやり方を見て覚え、２回目の母子同室では、私がすることとなった。

陽、お風呂の時間が気持ち良くて、
楽しい時間になるよう、
母ちゃん頑張るね。

沐浴を終え、全身にワセリンを塗り、服を着せて、しばらくゆっくりしていると、
担当の先生方や看護士さんが陽のもとに集まり、

「時々、様子見に行きますね」
「陽ちゃん、いよいよやねぇ～！」
「陽ちゃん、いっぱいお母さんに甘えておいで～！」

と次々に声をかけて下さり、
まだ退院する訳でもないのに、涙が出そうになる。

そして皆に見送られ、小児病棟へ抱っこで移動する。
抱っこしてこんなに歩くのは初めてで、
一歩、また一歩と進むたびに、熱いものが胸に込み上げてくる。
目に溜まる涙をこぼさないよう、上を向きたくても、足下に気を付けて歩くため、
下を確認するたびに涙がこぼれ落ちた。

さぁ、今から24時間、
たっぷり親子の時間を楽しもうね。

母子同室　1回目（移動後）

小児病棟に着き、簡単な説明を受け、陽と2人きりで過ごす時間がいよいよ始まった。
いつものモニター音、近くの赤ちゃんの声、看護士さんの声、今日は何も聞こえない。
隣室の音や廊下からの足音や声が、時折聞こえる程度で、
私の緊張をよそにスヤスヤと眠る、陽の寝息が2人だけの空間に響いていた。

どれほど長い時間、寝顔を眺めていたのだろうか。
時計を見ると、薬の時間が迫っていた。

薬の調合も、陽を守る大切なことのひとつ。
そしてまたひとつ増えた、わたしが陽にしてもいいこと。
だから、ちゃんと覚えるね。

そして薬剤師さんに丁寧に調合方法を教えて頂き、なんとか自分でもできそうで、次回はひとりで調合することとなった。
夜になると夫が仕事終わりに来てくれて、私の母も仕事終わりに駆けつけてくれた。
病院側の配慮で、普通なら祖父母や親族ならできるモニター面会も、陽はできなかったため、母は約３か月ぶりに陽に会うと、

「陽〜、よく頑張ったなぁ！」

「産まれてすぐのあの姿から、こんな早く退院できるかもしれんなんて、想像もできへんかったなぁ！」

「ほれ、おいで！」

「あ〜ちゃんですよ〜!!」

私の母は、ばぁちゃんと呼ばれたくないそうです・・・。
そう言いながら、陽を抱っこしている母は、とても優しく、あたたかく、陽を見つめていた。

陽、みんなが待ってるよ。退院まであと少し、頑張ろうね。

そして面会終了時間までの約1時間は、あっという間に過ぎていき、
また静かな部屋で陽と2人きり。
大体2時間半の間隔でミルクを飲み、オムツを替え、全身にワセリンを塗り、
少し起きてまた眠る。
目が閉じれず、半目のまま眠る陽の目に目薬をさし、寝顔を眺め、
また2時間半で起きてミルクを飲む。
この繰り返しで、いつの間にか朝を迎えていた。

こんなにも24時間が短いと思ったのは、初めてかもしれない。
まだ、まだ、ずっと傍《そば》にいたい。
そんな想いも虚しく、

「陽ちゃん、お母さん、戻ろっか」

と看護士さんが迎えに来て下さり、

一緒にＧＣＵに帰ると、看護士さんたちが、

「陽ちゃーん！　おかえりー！」

「お母さんとゆっくりできて良かったね〜!!」

「陽ちゃんおらんだで寂しかったわぁ」

と次々と声をかけて下さり、陽はここでもひとりじゃないね。

こんなにも優しい看護士さんが居てくれて、

たくさん話かけてくれて、陽も嬉しいね。

さみしいけれど、看護士さんたちの優しさに触れ、安心して、私も家に帰ることにした。

こうして不安、緊張、喜び、寂しさ、安心、たくさんの感情が、この24時間にギュッと詰まった。

1回目の母子同室は終わった。

10人にひとりが魚鱗癬!?

北海道大学病院皮膚科《ほっかいどうだいがくびょういんひふか》　医学博士　乃村俊史《のむらとしふみ》講師

北海道大学大学院《ほっかいどうだいがくだいがくいん》研究科・医学部皮膚科は、２００５年に魚鱗癬《ぎょりんせん》のなかでもっとも重症度が高い「道化師様魚鱗癬《どうけしようぎょりんせん》」の原因を解明しました。

人には皮膚の表皮細胞にうるおいの成分である脂質《ししつ》（アブラ分）を届けるタンパク質があります。それをつくるのが「ＡＢＣＡ12」という遺伝子《いでんし》。その遺伝子に生まれつき異常（変異）が生じると、表皮細胞に脂質が溜《た》まってしまい、皮膚のバリア機能を担う脂分《あぶらぶん》が分泌されなくなってしまいます。

その結果、ゴワゴワとした分厚い皮膚の角層や、細菌・ウィルスなどの侵入を容易に許してしまうバリア機能障害が生じる、という説があります。これが道化師様魚鱗癬の最有力原因説となっています。

その後、北海道大学皮膚科は、治療法（薬物）開発に欠かせないモデルマウスをつくり、現在はこのモデルマウスを用いた道化師様魚鱗癬の遺伝子治療、胎児治療法の開発に挑んでいます。

遺伝子治療とは、たとえば異常なＡＢＣＡ12遺伝子の代りに、正常なＡＢＣＡ12を注入するなどして根付かせ、正常な皮膚をつくる治療です。

一方、胎児治療法とは、魚鱗癬の子を胎児の間に見つけ、胎児の頃から治療を開始するというものです。

それとは別に、今年（２０１９年）になって有望な治療法開発につながるかもしれない、と期待させる記事が、プレスリリースの形でブリーフィングされました。その骨子《こっし》を乃村俊史講師は、次のように解説します。

「魚鱗癬のひとつにロリクリン角皮《かくひ》症というタイプがあります。異常なロリクリンというタンパク質が皮膚の細胞内に蓄積《ちくせき》して、皮膚バリアに重要な角質の形成に異常が生じます。全身の皮膚が赤く乾燥したり、手足の皮膚がとても硬くなったりするので、外見上の問題を含め、日常生活に大きな支障をきたします。根本的な治療がまったく存在しない難病のひとつであり、治療の手がかりすらつかめていない状況でした」

一般的に遺伝子異常により発症する病気には、根本的な治療法はほとんどありません。これは人の体内から特定の遺伝子異常を取り除くことが困難なためであり、道化師様魚鱗癬もロリクリン角皮症も、これまで症状を緩和する対症療法《たいしょうりょうほう》しか存在しませんでした。

今回、乃村講師らのグループは、病気の原因であるロリクリン遺伝子異常が、加齢とともに体《たい》細胞組換《さいぼうくみか》えというしくみにより、身体の一部の皮膚から消失して自然に治癒《ちゆ》していくことを、世界で初めて確認。そのメカニズムを解明したのです。

「ＤＮＡの傷害の修復などのために体細胞で起こる仕組みですが、この自然治癒の性質を利用することで、ロリクリン角皮症に対する新しい治療法の開発が期待できます。また自然治癒するメカニズム、すなわち体細胞組換えが表皮の細胞で頻繁《ひんぱん》におこるメカニズムがさらに解明されれば、道化師様魚鱗癬をはじめ、ほかの遺伝性疾患《いでんせいしっかん》で苦しむ多くの人の治療にも、応用できる可能性があります」。

魚鱗癬の薬の開発はこのように世界中で進行していますが、アメリカで治験に入っている候補《こうほ》製剤《せいざい》が有効な可能性がある、という感触を乃村先生は持っているそうです。

魚鱗癬で重症の人は例外なく皮膚が赤くなって、身体の至るところで炎症が亢進《こうしん》しています。その炎症の惹起《じゃっき》に「ＩＬ17（インターロイキン17）」という生体内物質が深く関わっており、この働きを抑え、炎症を沈静化させる薬です。皮膚科の領域では、乾癬《かんせん》の治療に注射製剤として使われており、魚鱗癬にも応用できるのではないか、と期待されているのだそうです。

「魚鱗癬を根本から治す薬ではなく、症状を抑える薬ですが、患者さんの生活の質を向上させる薬になるかもしれません」（乃村先生）

しかし仮に治験《ちけん》がうまくいっても、日本で承認されるには、まだまだ時間がかかりそうです。

その間、患者や家族の苦労は続きますが、それを少しでも軽減するため、いわれのない差別や蔑視《べっし》をなくすために、乃村医師は病気のことを正しく理解して欲しい、と以下のような提唱をしたい、と言います。

教育現場に対しては、

・魚鱗癬はクラスメートはもちろん、周囲の人には伝染らない。
・とくに夏場の体温調整は苦手で、熱中症になるリスクが高い。地域や場所によってクーラーが必要。

・この病気は知能の発育には、直接的には影響しない。
・患者は皮膚のバリアが弱く、細菌感染などが起こりやすく、その予防のため保湿クリームを1日に数回塗る必要がある。そのための時間と場所を与えて欲しい。
以上は、学校関係者だけでなく、就職・就労に関わる現場の担当者にも、知っていただきたい、と言います。

行政の理解も十分でなく、次のような措置・対処を考慮するべきだと考えます。
・患者の中には、歩くと足の裏や靴が当たる箇所などに水疱ができて、移動に不自由する。四肢に合併症が発生し、移動は車椅子になるケースも多い。皮膚の病気だから軽症と決めつけないで、「身障者手帳」の交付がスムーズにいくようにして欲しい。
・医療機関が請求する「レセプト（診療報酬明細書《しんりょうほうしゅうめいさいしょ》）」のチェックで、保湿クリームなどの薬剤量が多い、としてはねつけられることがある。魚鱗癬という病気について無理解からくるケースがほとんどで、必要な薬の量であることを、チェックする側も周知徹底《しゅうちてってい》して欲しい。
以上のような訴求《そきゅう》や啓発《けいはつ》とは別に、乃村医師は皮膚科領域の難病の患者らの相談会にも、積極的に参加しています。相談会では患者同士の「ぴあ相談」などでは生活に伴う困りごとなどの相談も受け付けますが、乃村医師は医師の立場から、患者や家族に対し、疾患の現状や治療法の展望などをわかりやすく伝えています。

２０１８年には、北九州市で相談会が開催されました。

「難病は原因がわからず、治療法も十分でないものがほとんどで、すこしでも不安をやわらげられるよう、医学的な立場からアドバイスができれば、という思いから参加しています。これからも機会があれば、どんどん出かけていきたいですね」（乃村医師）

なお北海道大学病院皮膚科では、2016年1月に日本で初の「魚鱗癬掌蹠角化症（ぎょりんせんしょうせきかくかしょう）」外来を開設しました。毎月第2、第4金曜日の午後の診療で、2時間で8人の予約制となっていますが、遠方からいらっしゃる患者さんも多いそうです。担当医は同じく乃村俊史講師です。

最後に少しショッキングなトピックスを紹介します。魚鱗癬のなかでもっとも軽症の尋常性魚鱗癬《じんじょうせいぎょりんせん》は、400人に1人という頻度で発症するといわれています。

ところが専門家の乃村医師の実感では、その頻度は少な過ぎて、実際は「**10人にひとり**ぐらいの割合」ではないか、と言います。

「尋常性魚鱗癬の主な症状は、いわゆる乾燥肌《かんそうはだ》です。乾燥肌は環境的な要因でも起こりますが、遺伝的な要素が下地になっていることが多いのです。とくに日本人はこの遺伝的要素、すなわち肌をつくる遺伝子に変異《へんい》を持っている場合が多く、日本人では10人に1人が変異を持っています。そのため乾燥肌が起こりやすい。乾燥肌があるとアトピー性皮膚炎になりやすいし、喘息《ぜんそく》など他のアレルギー疾患になりやすいことがわかっています」

魚鱗癬は決して他人事ではない疾患であり、もっと多くの人がこの病気について知るべきなのかもしれません。

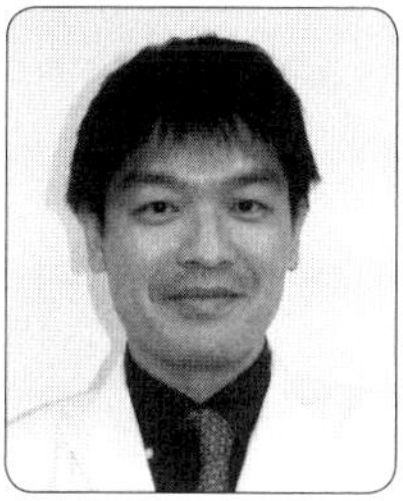

医学博士
乃村俊史

北海道大学 医学部 医学科卒業
北海道大学大学院 医学研究科 皮膚科学卒業

北海道大学大学病院 助教を経て、
北海道大学大学病院 皮膚科講師、
医学博士（北海道学大学院医学研究科）。

日本皮膚科学会、日本研究皮膚科学会、
日本臨床皮膚科学会、日本人類遺伝学会、
米国人類遺伝学会所属。
研究分野は魚鱗癬、掌蹠角化症、
アトピー性皮膚炎。

「ふたつのイイ笑顔」

　息子が産まれる前。職場の上司と飲みに行くことが何度かあった。その際、上司の言っていた言葉が今も印象に残っている。

「人って色んな笑顔があるだろう？　でも私が本当に『イイ笑顔』だと思うものが『ふたつ』ある。ひとつは『赤ちゃんを見るときの顔』。どんなに場の空気が悪くても、赤ちゃんがいると、皆の顔がほころんで、その場が和《なご》む。赤ちゃんのパワーは凄い。もうひとつは『相手と久しぶりに会うときの顔』。駅の前や店の前、どこでもいい。カップルや友達同士、誰でもいい。待ち合わせてる人を見ると分かる。相手と合流する瞬間、お互い、とてもいい顔をするんだよな」

　酔っ払い同士の会話なのに、何故こんな話が始まったのか、あまり覚えていないが、確かに上司の言うふたつの笑顔はイイ笑顔だな、と思った。

　上司はこの持論を何度か飲みの席で話してくれた。

「私はねえ、本当にイイ笑顔と思うものがふたつあるんだ」

「分かります！　赤ちゃんを見る顔と、久々に面会する人の顔でしょう」

「おっ！　すごいな〜、分かるのか〜」

「だってこないだ聞きましたもん」

「ばかたれっ　早く言えっ」

　照れながら私の頭を小突く上司。こんな調子で何度か耳にするので、もうすっかり覚えてしまっていた。

息子が産まれる数週間前。育児休暇中の先輩が職場に用事がてら、赤ちゃんを連れて挨拶《あいさつ》に来ていた。赤ちゃんの姿に皆はメロメロ。確かに赤子は無条件にかわいい。上司の言葉通り、周りは笑顔に包まれていた。

私も子どもが好きなので、微笑みながら見つめつつ、自分も数週間後には父親になるんだな、など、色々考えてニヤニヤしていた。

「なんじゃあ～その顔は」

そんな私を、上司はニヤニヤしながら見ていた。先輩たちも「お前ももうすぐやな」と言ってくれて、段々と実感が沸いてくるのが分かった。

その後、息子が産まれた。すぐに上司へ報告。その際、私は何か口走ったらしいが……、あまり覚えていない。そして上司の言葉を思い出した。

〝赤ちゃんを見るときの顔〟

皆、悲しい顔をしていた。生命が産まれたのに。この子は何も悪くないのに。

私は笑顔になれない自分を責めた。

息子が産まれて一か月後。私は東京に戻らなければならなくなった。入院する息子に別れを告げ、電車を乗り継ぎ、ひとりぼっちの家へ。

いま自分が出来ることは、仕事をし、家族を支えることだ、と言い聞かせながら。

でも正直、戻りたくなかった。子の、妻の、そばにいたかった。

東京に戻り数日後、上司が「飲みにいこうか」と言ってくれた。

居酒屋で飲みながら、子の状況について話す。話している内に色々《いろいろ》と込み上げてきたが、我慢しつつ話を進めた。

「あなたはこないだ、職場で赤ちゃんを見て、とても嬉しそうな顔してたもんなあ……」

悔しそうに上司は顔を手で覆い、その後、こう話してくれた。

「今回のことで命についての認識が大きく変わったよ。あなたの息子に色々と教えられた」

息子は「産まれてきた」ということだけで、今、大人ひとりの考え方や価値観に大きな影響を与えているのか。

どの家庭でもそうだと思うが、赤ちゃんの持つ力。与える力はとんでもなく大きい。

この子は病気でも、いや病気だからこそ、周囲を大きく動かす力を持っているのかもしれない。父ちゃんよりずっと立派な奴だ。

話を聞いてくれた上司に感謝し、その日はまっすぐ家に帰った。

それから暫《しばら》くして、私は上司の口癖だった〝イイ笑顔〟について、実感する時が来た。

それは……。

第四章

「絶望を希望に」

母ちゃんのもとに
産まれてきてくれて
本当にありがとう

母子同室　2回目～退院

1回目の母子同室から、**10日後。**

2回目の母子同室が始まった。
今回は母子同室後に、陽と一緒に家に帰れる。
そう、待ちに待った**退院**が、もう直前まで近付いていた。

何も問題なく、24時間過ごせますように・・・。

そんな想いで病院へ向かった。

GCUから、小児病棟へ移動する際、陽と私は、お世話になっていた看護士さんたちに囲まれ、

「陽ちゃん、良かったね！」

「陽ちゃん、元気でね！」

「寂しくなるなぁ・・・」

「また遊びに、顔出しに来てなぁ！」

と次々に声をかけて頂き、陽のことだけでなく、
親である私の心のケアまでしてもらえたことで、

「陽を守る」　という気持ちで、ここに立っている私がいる。

と改めて思い、
看護士さんたちへの感謝の気持ちが大きすぎて、私は言葉を詰まらせながら、

「ありがとうございました」

「お世話になりました」　とだけ言った。

本当はもっともっと、伝えたいことがあったのだが、これ以上、何か言葉を出すと、

涙まで出てしまいそうで、涙と一緒に感謝の言葉もグッと飲み込むことにした。

泣かないことで**「私、強くなりました。もう泣きません。この子を守っていきます」**

という強い母親の姿を、最後くらいは見せたかったのかもしれない。

その後、初めて1人で行う沐浴《もくよく》も、薬の調合も、薬を飲ませるのも、ドキドキしながらも、なんとか無事に終え、

前回と同様、大体2時間半の間隔でミルクを飲み、オムツを替え、全身にワセリンを塗り、少し起きて、また眠る。

この繰返しで、いつの間にかまた朝を迎えた。

そして、いよいよ

退院。

夫と私の母も来てくれて、スムーズに退院の手続きを終え、担当の先生が見送りに来て下さり、

「昨日から陽ちゃんスペースがなくなったから寂しいわぁ～」

と仰《おっしゃ》って頂いたその言葉に、

あぁ、確かにＧＣＵの部屋の中で、陽が一番場所をとっていたなぁ～。

と思い返していると、また涙が出そうになった。

「大変、お世話になりました。ありがとうございました。これからも、通院などでお世話になりますが、よろしくお願いします」

と夫とともに先生方に伝え、病院を後にした。

「陽！　初めての外の空気は美味《おい》しいか??」

夫が満面の笑みで、陽に話しかけている。
その様子を見て、私も笑顔になる。
陽が産まれてから、約３ヶ月。ついにこの日が来た。

さぁ、みんなで一緒に我が家へ帰ろう。
これからは、ずっとずっと一緒だね。

陽と私の居場所

退院した次の日、それまでの病院は市外のため、緊急時にかかる市内の病院へ。
カルテをつくっておくために、紹介状を持って受診へと向かった。
産婦人科と小児科が同じスペースにあり、
待合い室には小さいお子さんもいれば、妊婦さんもいた。

「こわい」という子どもの声や、

「かわいそうに」という声とともに送られる視線に、じっと耐えていた。

「見られる事は当たり前」と、わかっていてもやっぱり辛い。

でも、負けない。
そう思っていると、受付の方が私の前に現れ、

「よろしければ奥の部屋へご案内しますね」とのことで、

案内されたのは、6畳ほどの畳の部屋だった。

そこではお腹の大きな妊婦さんが1人、横になって、診察の順番を待っていた。
陽と私が部屋に入ると、その妊婦さんはじっと陽を見て、少しして部屋から出ていった。
名前を呼ばれた訳でもなく、出ていった。
私たちのせいならば、私達が出ていかなければならないのに。
しかし、何か用事があったんだろう。

そう強く思い込んで過ごしていると、受付の方が再び現れ、
まだ時間がかかるので、違う科へ先に受診するように言われ、移動のために廊下に出ると、
先程の妊婦さんが廊下で電話をしていた。
こちらに背を向けているため、私たちには気づいていない。

そして不安そうな声で、ある言葉が聞こえた。

「目赤いし皮膚なんかおかしいし、あんなんやったら・・・」

後ろを通りすぎる一瞬のことだから、被害妄想かもしれない。被害妄想だと思いたい。
だけど、確かに聞こえてきた。

その言葉にチクチク、ザクザクと、ナイフで刺されているかのように、胸が痛くなった。

そうだよね。もし、出産を前に陽の姿を見たら、
不安になるよね。
できることなら、見たくないよね。
妊婦にとって、精神的な安静はとても大切なこと。
わかってるよ。
なるべく見えないように、帽子やタオルで覆《おお》いたくても、
熱がこもってしまうからできないの。
ごめんなさい。ごめんなさい?

どうして謝らなくちゃいけないんだろう。
陽は頑張ってるよ？　どうすればいい？
妊婦さんのいるところには来ちゃいけない？
どこに居ればいい？

居場所がない・・・。
はやく帰りたい。もう誰にも見られたくない。
悲しい。悔しい。
悔しい。

前を向いて進むと、陽を守ると、決意できていたはずなのに、外の世界へ出た途端、その決意はあっけなく、しぼんでしまった。

この日の夜は、久しぶりに布団の中で涙を流した。
暗闇の中、優しく光る常夜灯を見つめながら。
どこに持っていけば良いかわからない、この想いを恨み、ひたすら涙を流した。

陽、やっぱり母ちゃんは弱いや。
ごめんね。

再び見つめた常夜灯

近くの病院へ行ってから、5日後。1週間検診のため、入院していた病院へ向かう。

この5日間で、もう気持ちは切り替えていた。

そんなことだってある。

辛いことなんて、まだまだこれからだ!!

負けてられない!! と気持ちを切り替えていた。

いや、切り替えたと思い込ませていた。

いつもの病院までの道、今までお世話になっていた病院、いつもの先生ということもあり、少し安心もしていた。

検診では、家でのケアの仕方などの確認と体重測定を行い、あっという間に終わり、総合受付にて会計の順番を待つため、たくさん並んだベンチの一番後ろに座る。

私の前には、陽よりも小さな赤ちゃんを抱いた夫婦が座っていた。
お父さんが赤ちゃんの手や足をずっと触っていて、その様子がとても微笑《ほほえ》ましく、
私も陽に微笑みかけた。

しかし暫《しばら》くして、聞こえてきた夫婦の会話に、
私は陽へ笑いかけることができなくなってしまった。

お父さん **「そーいや、結果どうやったん？」**

お母さん **「特に異常なかったよ」**

お父さん **「そうやよな、あるわけないよな〜」**

お母さん **「子どもに何かあるって、よっぽど日頃の行《おこな》いとか悪いんやろ」**

お父さん **「先祖がめっちゃ悪人とか！」**

お母さん「そやな〜」

・・・。

日頃の行い？　先祖が悪人？　なにそれ。なんなんそれ。
もちろん、この29年間、
嘘偽りなく、常に正しくまっとうに生きてきました！
とは胸を張って言えない。
だけど、陽は異常なの？
こうなったのは私の行《おこな》いのせい？　御先祖様のせい？

勝手なこと言わないで。

言わないで!!

そう直接言うことのできない、私自身も嫌い。

なにもかも嫌だ・・・。

帰りの車の中で、思いきり泣いた。
怒りと悔しさと、心がズキズキと痛くて、涙はしばらく止まらなかった。
とことん泣いてから、家に帰った。

そして夜になり、眠る陽の顔を眺めていると、色んな想いが頭の中を埋め尽くした。

いつかは私を責める日がくるのかな、

「どうしてこんな身体で産んだんだ！」って・・・。
これから先も治ることはない、その現実がもどかしくて、
陽の未来が、不安でたまらなくて・・・
私たちの未来が・・・・・
怖い。
今からそんなこと考えたって、しょうがないのに・・・。
そう、しょうがない。
誰も助けてなんかくれない。
でも辛いのは私だけじゃない。

これから先、1番苦しく辛い想いをするのは、私じゃない。
陽自身。
その時に、私はちゃんと守れるの？
わからない。
もう、わからない・・・。

グッと声を押し殺して、この日も布団の中で、再び常夜灯を見つめながら、涙を流した。
しかし、こんなこと、まだまだ序の口だなんて、この時には気付くこともできなかった。

暗闇に沈んだ心

前回の病院からほどなくして、今度は地元の小さな小児科への受診へ向かう。
予防接種のみ、この小児科で受けることとなっていた。
ある曜日の時間指定で、乳児の予防接種を行っているため、
いつも駐車場に停められないほど、たくさんの親子が集まる。
もちろん気持ちの切り替えなんて、できていない。

行きたくない。でも、行かなくてはいけない。
陽のためだと、言いきかせ小児科のドアを開く。

受付をしていると、

「今何か月ですか？」

「うちまだ髪の毛生えてこやんくて〜」

「○○ちゃんまつ毛長いね〜」

「保育園て考えてますか〜？」など、

お母さん同士の会話が聞こえていた。

ところが受付を終らせ、私たちが振り返ると、ピタッと会話が止まった。
この時の陽は、髪の毛も、まつ毛も、眉毛もない。
真っ赤な皮膚で、目は裏返り、足も指がない。
ただ視線だけを感じながら、一番端《はじ》の椅子に座った。

そしてその瞬間、隣の椅子に座っていた親子は立ち上り、別の椅子へと移動した。
私はもう、陽を抱き締め、ひたすら下を向くしかなかった。
するとまた、看護士さんから

「奥の部屋へどうぞ」と奥へ案内され、

少しホッとして、奥の部屋で陽と2人きりで座っていた。

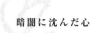

しかし、その部屋に扉は無く、小さな小児科なので、待合い室の話し声は全て聞こえていた。

「今の、見た？」

「なんやったんやろ、あの子」

「全身火傷さしたったたんやろか？」

「可哀想になぁ」

・・・。

そんなことする訳ない。全身火傷させていない。悔しい。

けれど、こんな所で絶対に泣くもんか。泣くもんか。

そう耐えていると、やっと予防接種の開始時間となり、順番に名前を呼ばれていく。

そしてまさか私たちのいる奥の部屋が、予防接種の終わった親子が様子をみるために、待機する部屋だったなんて知るはずもなく、次から次へと、予防接種を終えた親子が入ってきた。

付き添いで来ていた、見ず知らずのおばあちゃんは、

「あれ、うつらへんのやろか」と聞こえるように言った。

きっと孫可愛さに言ったのだろうとは、すぐに分かった。

大事な孫にうつったりしたら大変、そう思うのも当然のことだと。

しかし、この時の私には**「うつりません！」**と言うこともできなかった。

また、ひたすら陽を抱き締め、視線に耐えられず、下を向いていた。

はやく、はやく帰りたい。

はやくこの場から、逃げ出したい。

夫が**「一緒に行こか？」**と言ってくれていたのに、強がって、平気な振りをして、
ひとりで来たことを後悔していた。
素直に甘えれば良かった。

買い物へ行くだけでも、指をさされ、色々と聞こえてくる言葉。
聞きたくない、聞かなければ良いだけなのに、
過敏になっているのか、そんな言葉だけが耳に入ってくる。
病院に通う度に、家の外に出る度に、私は深く暗いどこかに、沈んでいくように感じた。

退院後、このような日々が続き、私の心は壊れていった。
心がずっと、泣き叫んでいた。
陽や夫、親族、友人に向ける笑顔の裏で、私の心は一切笑っていなかった。
笑えるはずがなかった。

そしてついに、私の心の叫びが、
今までの自分では考えられないような、行動を起こすこととなった。

心の叫びを声に出すとき

休日の朝、私は外から降り注ぐ光でさえも恨んでいた。

世界がずっとずっと、暗闇だったらいいのに。

暗ければ暗いほど、見られることはないのに。

そんなことを考え、カーテンから差す光を見つめていると、目を覚ました夫が私の傍《そば》に来た。

けれど、今までに感じたことのない感情に襲われ**「近寄《よ》らないで」**と言って、夫を遠退けた。


「こやんといて！」

「こやんといてってば！」


そう言って、私は何度も暴言を吐き、夫の胸を叩き、腕を引っ掻《か》いた。

それでも離れず近付く夫に、私は涙を流しながら、

「くるな!!!」

「くんなって言っとるの!!」

「もぉ嫌やぁー!!!!!」と言って叩く手に、さらに力を入れた。

その間、夫はずっと無言で、悲しい目をしていた。

だけど、私は、私自身を止められない。

叩いて、叩いて、引っ掻いて、押し退けてを繰り返し、

私が疲れてきた頃、夫は私を強く抱き寄せた。

そこでやっと、私は心の叫びを、声に出して叫ぶことができた。

涙を流すだけでなく、泣き叫んだ。夫の胸の中で、大きな声で叫び、ひたすら泣いた。

そして、ずっと黙っていた夫が、落ち着いた声で私に話し始めた。

「辛いのは母ちゃんだけじゃないんやでな?」

「どんなことでもいいから、僕に話して」

「ひとりだけで抱え込まんと、ちゃんと言わなあかん」

「僕らはこんなことで、負けてられへんやろ？」

「僕らにしかできへんことを、陽と一緒にとことん楽しもよ」

「僕らやったら、絶対に笑って過ごせる」

「笑いとばすことができる！」

「そのためにも、どんな小さなことでも溜《た》め込まずに、

ちゃんと声に出して、伝えていかなあかんよな」

「大丈夫やって！　母ちゃんと僕やで!!　陽も幸せや!!」

そう言う夫の目は、先ほどの悲しい目ではなく、力強く、前を進んでいる目をしていた。

そうだ、なんでひとりで溜め込んで、
落ち込んでいたんだろう。
私はひとりじゃないのに、
なんで孤独を感じていたんだろう。
なんで、こんなに辛くて悲しいって、
思ってしまうんだろう。陽は生きているのに。

頑張って生き続けようとしてくれているのに。

私の負の心境に対して「なんで」という想いが強くなり、今までの自分が馬鹿馬鹿しく感じた。陽が生きて傍に居てくれている。その**奇跡**は、私達が守っていく。ただ、それだけのこと。見られるのは仕方がない。

だって、世間でいう普通とは違うから。**誰も知らないから。**

だったら知ってもらうことが出来れば、何か変わるのかもしれない。

それをどう行動にしていくべきか、

私たちなりのやり方で、陽の生きて進む道を切り開いていこう。

この日、私は再び、陽を守ること。

そして家族の笑顔を守ろうと決意し、行動や考え方を変えていくことにした。

目の前にあるもの

自分の中に溜め込んでいた、苦しい想いを全て吐き出し、泣いて、叫んで、少しスッキリして、
肩の力が抜けた私は、これからの自分のすべきことは何か、
陽のため、そして私たち家族のために、今の私にできることは何か。
陽の寝顔を見ながら、考える日々が続いた。

そんなとき、ふと、あるご家族のことを思い出した。

幸せそうだなぁ、と眩しく輝いて見えた、見ず知らずのご家族のことを。
どうしてあの時の女の子とお母さんたちは、眩しいほどの笑顔であふれていたの？

答えはすぐに出た。
私は目の前にある尊い幸せを、見失っていたから。
陽が生きているという奇跡を、もう当たり前だと思いかけていたから。
愛しい息子が目の前に居てくれる。それの何が不満か？
もしかしたら、こうして抱くことすら、できなかったのかもしれない。

それならば、この奇跡に感謝して、息子を幸せにしたい。
笑顔で過ごしていきたい。

どれだけ頑張ったとしても、
「あぁ幸せ、この身体で産まれて良かった」って、思ってもらう
ことは無理だろう。
しかし、どんな状況の中でも、幸せを、楽しみを見つけることはできるはず。
「楽しい」と感じられることを見つけることは、不可能ではないはず。

全てが【はず】
今はまだ【できる！】
【不可能ではない！】と、完璧に言えるほどの自信はない。
でも、やるしかない。私は今まで、陽の守り方を間違っていたんだ。
病院の待合い室で、陽を抱き締めて、下を向いてじっとしている私は、

まるで自分だけが悲劇のヒロインだと勘違いしていた。
ただ、じっとして時が過ぎるように、自分を、私だけを守っていただけだった。
またジロジロと見られる。何か言われる。
ここに来てはいけないのかな、と自分で勝手に決め付けていた。

あまり知られていない症状の子どもを抱き締めて、下を向いている母親を病院で見かけたら、
なんだろう？　大丈夫？　子どもにうつるかも？
何も知らなければ、そう思うのも当然のこと。
少なからず、その場にいた大切なお子さんと来ているお母さんに、
不安な気持ちを与えてしまっていた。

自分のことしか、考えていなかった。

だとすれば、これからはどうしていけばいいのか。いろんなことを考えて、
考えて、考えて、少しずつ行動にしていった。それが正解なのかはわからない。

しかし、ほんのちょっと行動を変えていくだけでも、
明らかに私たちの環境に変化をもたらしたのだった。

私自身の行動

私がすぐにでもできること。

まずは下を向かない。そう強く決意をして家を出る。

無理して笑わない。家で陽と過ごしている時と同じように、外でも自然に過ごす。

陽に話しかけたりお遊びしたり、いつものように過ごす。

簡単なことだけど、最初はとても難しかった。

しかし、そうしていくだけで、私の場合は幾分、気分が変わったように感じられた。

「どうしたの？」と聞いて頂いたり、病気について伝えられる機会も増えていった。

地元の小さな小児科では、病気と関係なく、世間話もできるようになった。

もちろん、まだまだ聞きたくない言葉も聞こえてくるけれど、自分から「**うつらないですよ**」と笑顔で言えるようにもなった。

そして私自身が「**病気だから仕方がないでしょう**」と思っていなくても、私の言動から、そう思われてしまうこともある。

少しでもそうならないためには？　私にできることは？
そう考えて、行動するようにもなった。

皮膚がなるべく落ちないように、しっかりとワセリンを塗り、外出先でも塗る。
衣服の着脱時は、場所を考える。
どれだけケアしても皮膚は落ちるため、常に粘着コロコロを持ち歩く。
椅子などにも、ワセリンが付かないように、大きめのタオルも常に持ち歩く。
とりあえず、すぐに私が行動にできることは、実行していくことにした。

「**そんなの下にパッパッて、はらっといたら**

いいのに〜！」と仰《おっしゃ》って頂くこともあり、
その何気ないひと言に、涙が出そうにもなった。
こうしていることは、ただの自己満足なのかもしれない。
他人から見たら、それぐらいして当たり前のことかもしれない。

けれど下を向いて**「帰りたい。帰りたい」**と思って過ごしていた場所が、
そうしていくことで、居ることが許されていくような気がした。
誰に許してほしい訳ではない。陽は何も悪いことをしていない。

でも、やっぱり世界は優しさだけじゃない。
冷たく、悲しい現実もある。
少しでも、少しでもそんな思いを減らしたい。

少しでも。

そのためには、まずは親である私自身の行動を変える。
そう心に決めて、日々を過ごすようになり、いま私たちは幸いなことに、周囲の方々の優しさに触れ、陽も家族も笑顔であふれている。

そして勇気を出して、藁《わら》をもつかむ思いで、ある会に参加することにした。

会への参加。そして希望！

陽が産まれて、もう少しで7か月を迎えようとした頃、私たちはある会に参加した。

同じように魚鱗癬《ぎょりんせん》の症状と日々戦う方々、そして、そのご家族が集まる会。

北海道から沖縄まで、年に1度、全国から集まり、交流会を通して情報を交換している。


この会の存在は、まだ私が産後の入院中に、夫が見つけていた。

まだ全てを受け入れられていない私に、夫は、

「母ちゃんは無理に行かんでもいいよ。

僕一人でも行ってみるから」そう言って、会のことを説明し始めた。


陽が産まれてすぐ、夫は先に現実に目を向け、常に前を見て前進しようとしていた。

その姿に、私は何度救われただろうか。そして私たちは思い切って、この会に参加した。


聞きたいこと、教えてほしいこと、たくさんありすぎて、どれから質問すれば良いのか、

焦るほどだったが、参加されている皆さんに、親身にこと細かく丁寧に教えて頂くことができ、そして年齢層も幅広く、
ご本人やそのご家族の方とも、たくさんお話することもでき、本当に得るものが多かった。
さらには、魚鱗癬《ぎょりんせん》とともに生き、元気に走り回っているお子さんや、サッカーボールを蹴る少年、結婚されている方、お酒を飲んで談笑している方など、笑顔が溢れている姿を見て、たくさんの希望が生まれた。

そして、その希望をカタチにするためにも、再び、私でもできることは何か、考える夜が続いた。
身体的なケアは、大変だけれど私たちでもできる。
でも、心は？　気持ちは？
心に塗る薬なんてない。だけど、もちろん全力で守る。一緒に突き進むよ。

会の中である言葉を聞いて、頭から離れなかった。

「知られていないからこそ、辛い思いをすることがある」

じゃあ、もし知っていてくれる人がひとりでも増えてくれれば、何か変わるのかもしれない。

「こんな病気もあるんだ」なんて思ってもらえるだけでもいい。

息子は運命に立ち向かい、これからもっと、高い壁を乗り越えなければならない。

でも、この病気について少しでも知っていてくれる方がいれば、その壁は少しでも低くなるのかもしれない。

息子の踏み出す一歩に、少しでも明るく優しい世界が広がっていてほしい。


そんな思いと願いを込め、私はブログを始めることとなった。

患者の会発足のあゆみ

魚鱗癬《ぎょりんせん》の会　ひまわり　代表　梅本千鶴《うめもとちづる》さん

北九州市《きたきゅうしゅうし》在住の梅本千鶴《うめもとちづる》さんが、「魚鱗癬」の子・遼《りょう》さんを出産したのは1995年。その育児を通じ、同じ病気や症状、障害を持つ患者や家族が互いに支え合う場が必要と思い、主治医の後押しもあって、3年後に患者会の設立に踏み切りました。

よく「患者会って何をするところ?」「病気が治るわけではないし」という否定的な声もありますが、患者や家族は医療を受けるにしても、疾患を抱えながら日々の暮らしを営むにしても、正確な情報の不足からさまざまな不都合が生じ、悩みのタネはつきません。特に治療法が確立しておらず、数十万人に1人という頻度《ひんど》の希少疾患《きしょうしっかん》においては、その不都合は多岐《たき》にわたります。

千鶴さん自身、次のような体験をしました。

皮膚がウロコのように硬くなりボロボロと剥《は》がれ落ち、体温調節がうまくいかない、また、皮膚からの感染症で重体になり、いつ死ぬかわからない我が子の病気はいったい何なのか? 主治医さえ病名がわからない。

今のようなインターネット情報は皆無《かいむ》に等しい時代でした。乏《とぼ》しい情報をたどって、道中何が起こるかわからないリスクを背負って、主治医同道で東京の大学病院へ行き、やっと「魚鱗癬」という病気の診断が下されたのは、出産から4か月後のことでした。

病気の診断がつき、症状を抑える対症療法は受けることができるようになっても、日々生活を送る上で、悩みは次から次と発生してきました。

オムツを替えるとき、用心しないと皮がズルっと剥《む》けてしまいます。それくらい皮膚が弱く、服を着ていても抵抗をかけることは避けなければなりません。

「だからこの子は乳児期の1歳半まで、わたしを含め、誰からも抱っこされたことはないのです」（千鶴さん）

包帯でグルグル巻きの遼さんを、ベビーカーに乗せて買い物に行くと、ジロジロと好奇の目が集まり、「かわいそうに、全身をやけどさせちゃって……」といった声も聞こえてきました。

魚鱗癬は乳児期に死亡する確率が低くはありません。なんとかその時期を乗り切って幼児期に入っても困難は続きます。

カラカラに乾いた皮膚を保湿するために、クリームを毎日数十分かけて全身に塗り、その上から包帯をグルグル巻いて、皮膚を守らなければなりません。包帯を取り替えるとき、やけどした皮膚からガーゼを剥《は》がすようなもので、当然のことですが、遼さんは苦痛から「やめて、お願いだからやめて！」などと大声で泣き叫びました。

これが毎日ですから、となり近所は「あそこの家は子どもを虐待しているんじゃないか」と怪しみます。噂がたちかねないので、一軒一軒に説明をして回りました。

遼さんは同じ「魚鱗癬」でも、皮膚にちょっとした負荷がかかると、そこに水疱《すいほう》ができるタイプの疾患です。そのため這い這いもできず、伝い歩きができるようになってからも、ごく短時間しかできませんでした。

車に遼さんを乗せるにしても、シートベルトをつけることができません。当時はシートベルト着用がうるさくなり、違反すると反則金を取られることが日常茶飯事《にちじょうさはんじ》になっていました。心配になって、交通取り締まりの警察官に事情を話すと、警察官はすかさず言ったそうです。

「いや、大丈夫！　包帯グルグル巻のこの子を見たら、どの警察官も違反だとは言いませんから……」

遼さんが幼稚園へ入るときは、いくつかの園から断られました。

「怪我《けが》をさせたり、処置を誤って命の危険を生じさせたりするリスクがあるので、とても入園を受けられない」というのです。当然といえば当然の対応といえるかもしれません。

そんななか、ある園で言われた「お母さんはこれまでいろんな苦労を背負ってきました。これからはそれの何分の一かを私たちが担《にな》いますので、いっしょに頑張っていきましょう」。

この園長の言葉に、千鶴さんは「ありがたくて、ありがたくて涙がでました」と振り返ります。

この話には後日談もあります。何年後かに千鶴さんは園長と再会することができたのですが、園長は「正直なところ、あの時、受けいれて良かったのかどうか、あとで私自身もずいぶんと悩みました」と語っていたそうです。

ひとつひとつずつあげればキリがないのですが、このように病気の症状や、それによって起こる障害だけでなく、副次的《ふくじてき》な障害、たとえば買い物や、就学時など、社会と関わるときに発生する困難・障害にも対処しなければなりません。

「そんなとき、他の人はどう対処しているんだろう？　同じ疾患《しっかん》の人はいるはず。同じ疾患の患者およびその家族同士の情報交換が必要だ」と思い立ち、調べたところ、「難病のこども支援全国ネットワーク」というＮＰＯ法人があることがわかりました。

連絡を入れると「魚鱗癬という病気があるなんて、初めて知った」と、会の方からも言われました。

それくらい珍しい病気なんだ、と千鶴さんも再認識しました。ですが、そこで引き下がるわけにはいきません。「他から問い合わせがあったら、こっちに知らせてもらえませんか」と、念を押して電話を切りました。

会から連絡があったのは、それから３年後の１９９８年のことでした。大阪在住の患者の母親から問い合わせがあったそうです。連絡先を教えてもらい、すぐさま連絡を入れました。

「それからほぼ毎日のように電話をしあって、情報交換をしました。今、遼や私たち家族が遭遇《そうぐう》している不都合や困難は、自分たちに特有なものか、あるいは患者や家族に共通するものか、それがわかることで対処の仕方をかえることができます。適切な判断のヒントになり、それでどれくらい助かったか、気が楽になったか、その意義はとても大きかった」と、梅本さんは振り返ります。

もともと患者数が少ない病気なので、入会者も年に数人規模でしか増えないのですが、問い合わせ件数は10年経過時点で約１００件、20年後の現在では累計《るいけい》２００件ほどになりました。

患者同士の情報交換の場をつくることと並行して、千鶴さんは疾患を周囲に知ってもらうための啓発活動《けいはつかつどう》にも取り組みました。

「難病のこども支援全国ネットワーク」を通じ、日本小児科学会《にほんしょうにかがっかい》の総会などに出向き、会場の隅にブースを設け、病気のことをアピールしました。

この病気は小児科医が一生の間に診察室で遭遇することは、ほとんどないと言っても過言ではありません。遭遇しても、病名や対処法が不明なので、地域の基幹病院《きかんびょういん》や大学病院に送ってしまいがちです。まず医療現場の医師たちに知ってほしいと思ったからです。

厚生労働省にも、この疾患のことを知ってもらいたい、と要望書を書いて出向きました。何らかの施策に反映させて欲しい、と思ったのでした。疾病対策課《しっぺいたいさくか》の担当者は、患部を写した写真を見て、「魚鱗癬《ぎょりんせん》ってこんなにひどくなるんですか?」と驚いていたそうです。

魚鱗癬には重度の障害を伴うものも多いのですが、医療費の助成を受ける資格の証明となる「障害者手帳」などをもらっているという実例は、当時は皆無《かいむ》でした。

実態は薬代や受診代、包帯やガーゼなどで、患者の医療費負担は少なくなく、持続していくために不安を抱えながら治療を続けている家族も少なからずいました。

そこで千鶴さんは、ケースワーカーのアドバイスも借りて、地元の役所に申請をしてみました。当時は申請書類さえくれない窓口が多く、ほぼ門前払いの状態で、窓口では、直接「命には関わる障害ではない」皮膚の疾患だと思い込んでいるふしがありました。そこで写真や医師の意見書などを携《たずさ》え、いかに障害の程度が重いか、必死に訴えました。

その甲斐《かい》があって、３回目の申請でなんと**全国で初めて**皮膚疾患で「障害者手帳」を取得することができました。このニュースはすぐに患者会のなかを駆け巡り、あとに続いて申請を試みる人もいたようです。が、残念ながら、「(千鶴さんの)北九州市のケースは特例だ」と片付けられてしまうことも少なくなかったようです。

しかし、このような地道な啓発運動の積み重ねによって、２０１６年、先天性魚鱗癬は「指定難病」として承認され、患者は一生涯、医療費助成が受けられるようになりました。

「患者会の設立当初は、これが大きな目標のひとつでしたので、ひと区切りはついたかな、と思っています」(千鶴さん)

しかし、疾患の名前が十分に知れ渡ったとはいえません。患者の就学や就労時に、不利な情況は今でも続いています。

「もっとこの疾患のことをいろんな人に知ってもらいたい、この疾患が感染《うつ》ったりして、周囲の人に不利益をもたらすものではないことを、訴求しつづけていきたい」と千鶴さん。

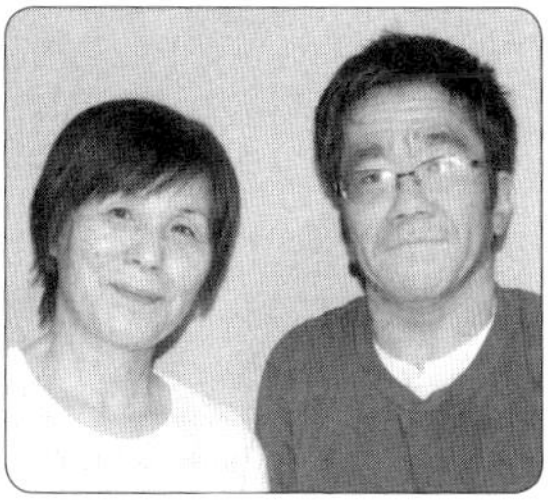

魚鱗癬の会ひまわり　代表

梅本千鶴

右は息子の梅本遼さん。(本書242ページ)

1998年に患者家族３名で患者の会を発足。
2008年には日本テレビ系の
「24時間テレビ31『愛は地球を救う』」に
息子の遼さんと共に出演し、
反響を呼ぶ。

2005年4月に「小児慢性特定疾患」認定、
2015年5月に「指定難病」認定に尽力。
患者の福祉活動に貢献するほか、
講演会にも積極的に出演。

宮崎大学医学部　看護学科
非常勤講師も勤める。

ピエロの父　コラム④

「息子はデカくなってた」

息子が産まれて一カ月経つ頃。私たちは別々に生活していた。

私は東京で仕事の毎日。妻は実家で搾乳《さくにゅう》をし、母乳を冷凍パックに入れ、病院へ持って行く毎日。

お互い自分のすべきことをする。それしかできることはなかった。

妻とは何度か電話をし、お互いの状況を話し合っていた。たまに雑談や冗談話などで笑い合ったりもしていたが、やがて妻は、私が何を言っても「うん」としか言わなくなり、明らかに元気がなくなってきているのが分かった。

時折《ときおり》、無言ですすり泣く声だけが聞こえてくる。この状況が続くのは良くない。妻が心配でならなかった。

そして。周囲のご配慮や上司との相談の結果、私は東京から地元へ引っ越すこととなった。

急いで引越し準備を行い、慌《あわただ》しい毎日が続いたが、途中、妻も東京へ来てくれて、準備や各種手続きを手伝ってくれたので、何とかスムーズに終わらせることができた。

その間の母乳はと言うと、こちらで搾乳し、冷凍したものを、宅配便で病院に送り続けていた。

妻は日中、明るく振舞っていたが。夜中、また妻は涙した。やはり辛さに耐えられないのだろう。

下を向いて静かに泣く妻。私は励まし続けたが、息子への思いが強い分、妻の涙は止まらない。それでも何度も何度も励ました。だが、状況は変わらない。

数時間が経ち、私も精神的にまいりそうになり、つい口調が激することもあった。

「今は前を向くしか無いよ‼　泣いてもどうにもならんよ」

「分かるよ、でも悔しい、悔しいよ」

震えた声で涙を流す妻。焦る自分に後悔した。妻の立場で考えなければ……。私はもう悲しみで泣くことはない。その分、全力で妻を励ます。母ちゃんが今、くたばってミルクを作れなくなったら、息子が栄養をとれなくなる。息子のためにも頑張って、ふたりで朝まで話し合った。

そして妻は少しずつ、元気を取り戻していった。

ついに引越しの日。東京を離れ、妻と帰省。

ふたりで真っ先に、息子のいる病院へ向かった。久々の面会。早く会いたい‼

病院に着き、ＮＩＣＵ（集中治療室）へ。

部屋に入った途端、息子のベッドの方から「ふぎゃあぁ～！」と大きな泣き声が聞こえた。カーテンの奥には息子がいる。期待がどんどん高まってくる！

「父ちゃん、戻ってきたぞ！」

心の中でそう言いながら、カーテンをめくった。

すると目に映ったのは、看護士さんに抱かれながら、大声で泣く息子。三週間ぶりに見るけど、何か、でかい！

以前はすごく小さな身体だったのに。黄色くて固い皮膚に覆《おお》われた顔、皮膚が裏返って真っ赤な目、めくれ上がった唇、しわしわの肌も……随分《ずいぶん》、改善している！

赤ちゃんの成長って、なんて早いんだろう。数週間でこんなに変わるのか。お坊さんのようなツルツル頭で少しぷっくりした、まるで別人のような息子。

驚いてる私のことなど構わず「ふぎゃあああ〜!!」と息子は泣き続けていた。お腹が空いてるらしい。母ちゃんのミルクをいつもおいしそうに飲むらしい。私たちが頑張る以上に、この子も頑張って自分のできることをしていた。

「頑張ったんやなあ、お前」

私は自然と笑顔になった、と同時に涙が出てきた。産まれて初めての感情だった。悲しくて流れる涙じゃなく、嬉しくて流れる涙。周囲を見たが、妻も看護士さんも、息子を見て微笑《ほほえ》んでいる。泣いてるのは自分だけだ。皆にバレないよう背を向けて、目をぎゅっと閉じてごまかした。

その時、上司に聞いた、ふたつの〝イイ笑顔〟を思い出した。

「赤ちゃんを見たときの顔」

「相手に久々に会ったときの顔」

私は息子を見たとき、同時にふたつのイイ笑顔をしていたのか。

少しニュアンスは違うかもしれないけど……。最高の笑顔をくれてありがとう。

息子が大きくなったら、そう伝えたい、と思った。

第五章「ゆっくりと」

喜びに満ちた人生を
この先もずっと
歩んでいこう

夏の日の出来事

病院での会計待ちのときに、ふとロビーの七夕の笹に目を向けると、短冊には皆さんそれぞれの願いごとが・・・。その中のひとつを見て、目が離せなくなりました。

夜空に輝くお星様
どうか
この病《やまい》もお空に持っていって下さい
そして
この痛みも

流れ星とともにどこか遠くに流して下さい

達筆な文字で綺麗に書かれた、その短冊を見つけた瞬間に、目頭が熱くなりました。
我が子も大きくなったら、短冊にこんな感じで書くのだろうか……。
なぜだか胸がキュッと締め付けられました。

しばらく他の短冊も眺めていると、看護士さんが近づいてきて、
「先生から大事なお話しがあるから」ということで、空いている診察室で待つことに・・・。
改まってなんだろうと、ソワソワしていると、NICUの頃、よくお世話になっていた先生が
現れ、しばし前回の入院の話をして徐々に本題へ……。

「あのね、お母さん、この子の病気はとても珍しい病気なんです」

はい、それはもう重々承知ですとも（心の声）。

「我々も初めての患者さんで、前例が少なすぎて困りました」

いつもお世話をおかけしております（心の声）。

「もしまた同じ症状で産まれてくる、お子さんのためにも、これまでの経過を写真付きで学会で発表させて下さい！」

わざわざ、ちゃんと確認とるんだぁ！（心の声）

もちろん答えは

「どうぞどうぞ！」

「なるべく可愛く写ってる写真にして下さいね！（笑）」

即答でした。これが今までなら、即答できたのかな？

うんうん、私つよくなった！　えらいえらい！　と自分を少し誉《ほ》めておこう。
はい、私、自分に甘いです（笑）。

世界一の高い高い！

今日は夫が仕事がお休みで、ずっと陽の傍《そば》にいてくれて、陽もニヤニヤまん炸裂!!
オムツ替えもしてくれたのですが、
様子を見ていると、下着の股下のパッチンをしないまま、ズボンを履かせている。

・・・おしいっっっ!!

陽は腰回りが細いので、オムツもまだまだSサイズで、
股下のパッチンをとめないと、オムツがすぐにズレてしまいます。

でも、こうして手伝ってくれること、当たり前のことではないと分かっています。
本当に、ありがとう。
この文章はきっと夫も読むと思うので、あまり褒めないでおきます！（笑）

そして、父ちゃんの「高い高〜い」は、嬉しすぎて口全開でニヤニヤ。

そのため、ヨダレが凄いことに!!
父ちゃんの服や、足元に飛び散っていました（笑）。

途中、**「脇痛くないんかなぁ？」**と、
抱きかかえた時の脇にかかる、皮膚へのダメージを夫も心配していましたが、
このニヤニヤ顔は・・・。
きっと痛くないだろう！
嬉しいのだろう！
そう思い、また陽の口全開のニヤニヤ顔を見て、ちょっと安心しました。

陽、父ちゃんの高い高いは、天井に届きそうなくらい高いね。
嬉しいね。
父ちゃんの腕も、パンパンになるくらい、いーっぱいやってもらおうね!!

聴力検査

聴力が弱い原因は、確定はしていませんが、
耳の中でどんどん出てくる皮膚が、詰まっていることが一番の原因だと言われています。

今日は聴力の精密検査の日。
脳波をはかるため、眠り薬を飲むので、

「寝不足にして、病院に着くまでの移動中も寝かさないで下さい」

「お腹を空かせて来てくださ い」と言われていて・・・。

車に乗るとすぐに眠ってしまう陽にとっては、とても至難の技でした・・・。
病院が市外にあり、時間がかかるので、
夫に一緒に行ってほしいとお願いしておいて、本当に良かった!!

病院に着き、まずは眠り薬を美味しそうに飲み、看護士さんに、

「こんなに美味しそうに飲む子、あんまりおらんよ！」

と驚かれました。

きっと毎日苦〜い薬を飲んでいるから、それよりは美味しかったのだと思います！

飲んでから15分程で眠り、頭に装置と耳にイヤホンをつけて、検査開始!!

「約1時間で終わりますので、それくらいに戻って来てください」

とのことで、病院内の喫茶店に行き、お昼ご飯を食べることにしました。

食べ始めて少しすると電話が鳴り、

「陽ちゃん起きてしまいました〜」

と言われて、

急いで食べて陽のもとへ戻ると、看護士さんに抱っこされて、ニヤニヤまんの陽の姿が・・・。

眠り薬を飲んだのに、20分と持ちませんでした。

もう一度、薬を飲んで眠らせて、再検査開始。

今度は無事に最後まで、眠っていてくれました。

結果は・・・

前回とほとんど変わらず、やはり補聴器をつけることになりました。

でも、陽の場合は皮膚の加減で、耳の型がとれない可能性があるため、今現在、全く聞こえていないわけではないので、慎重に進めていくことに決まりました。

早くはっきりと、父ちゃんや母ちゃんの声を、聞いてほしいな。


その日が、少しずつ近づいていることを、実感できた一日でした。


陽、頑張ったね！

明日はのんび〜り、しようね！

入院

8月、9月と続けて入院することがなかった！

と、喜んでいた矢先………入院することになってしまいました。


陽は風邪気味の症状が出ただけで、入院になってしまいます。

毎回、念のためにと1週間は入院です。

このまま悪化せずに、1週間程で退院できますように・・・。

そして今回は、いつもと違う病院での入院となりました。


陽が産まれてすぐから、お世話になっている病院は市外にあるため、診察時間外での受け入れはできなくて、市内の病院への入院となりました。

今は熱は37・4度まで下がって平熱です。

ミルクも飲み、離乳食も食べ、元気に過ごしています!!


本当に、念のための入院です。

陽、早くスッキリと元気になって、おうちに帰れるといいね。

入院４日目

私も付き添い入院で、ずっと病院に居ます。そして、今日で入院４日目となりました。
陽は、かなり元気です。量を増やしてもらった離乳食も、きれいに完食しています。

点滴も、今日外れました!!
点滴をした際、あまりテープを肌に貼れず、しっかりと固定できていないのか、

「気をつけて見ていてあげて下さい！」と言われていて、

どれだけ気をつけていても、点滴がもれてきたり・・・。
血が滲《にじ》んできたり・・・。
結局、１日に何度もつけ直しをしていました。

その度に処置室へ移動し、毎回大泣きして帰ってくる姿を見て、胸が苦しくなりました。
でも、今日で点滴ともおさらばなので!!

点滴もれてない!? と、常に心配する必要がなくなったので、
少し気が楽になりました。

そしてその日は、お昼頃から、

「ずっと寝れてないんやで、僕がおる間、寝といたら?」

と言って、夫が来てくれたのでした。

うん。来てくれたのはいいのですが……。
2時間近く、病室のベッドで気持ちよく寝ているのは・・・夫でした(笑)。

えーーーー、さっきの言葉なんやったんーーー!?

と、叩き起こしたいところですが、、あまりにも気持ち良さそうに寝ているし、
陽も眠っているので、もう少しだけそのままにしておきました。

起きたら・・・。
豪華なスイーツでも、買ってきてもらいますね(ニヤリ)。

退院!!　そして入院・・・

入院してから数日たった、ある日のお昼過ぎに、退院できました。

これまでの最短記録だ！

と、喜んではいたのですが・・・。

その日の夜から少し咳が出てきて、次の日の朝も少し咳が出ていて、

そのことを先生に伝えたところ、

「胸の音は綺麗だから、大丈夫でしょう」

とのことで、退院になりました。

うーん・・・。

なんだか嫌な予感がするなぁ〜。

まぁ大丈夫かなぁ？

うーん・・・。

と、モヤモヤしていたため、ブログでの退院の報告もできずにいました。

するとやはり、その日の夜中からミルクが飲めず（皮膚へのエネルギーの消費が多いため、飲めないことは重大なことなのです）、朝から近くの小児科へ行って紹介状をもらい、いつもの病院へ!!

そして、すぐに入院となりました。

点滴も再び繋がれ、大泣きです。

でも、いつもの看護士さんたちに囲まれ、あっという間にニヤニヤまん。

陽、またもう少し、頑張ろうね！

「んぁ!?」って???

再び入院してから、
食欲も戻ってきました。

でも、熱が上がったり下がったりの繰り返しで、しばらく点滴を外せずにいました。

もれないか・・・はずれないか・・・と、点滴のつけ直しは大変なので、
母ちゃんはヒヤヒヤとしながら毎日を過ごしていました。

そんな母ちゃんをよそに、陽は点滴の管をつかんで、
ものすごく満足げにビュンビュンと振り回そうとします。

やめて~!!

そして、今日こそは! 夫が**「今のうちに寝とき」**と言ってくれて、

お言葉に甘えて2時間ほど、ベッドに横になって爆睡させてもらいました。

うん。でもね・・・。

「んぁ!?」と言う夫の声で起きてみると・・・。

陽のズボンも、病院着も、布団も、点滴の包帯も、全てがベタベタになっていました・・・。

えーーー。

おしっこもれ？
点滴もれ？
どっちだ!?
なんでこんなベタベタ!?

「どんな格好でおった？」

「点滴の手、どうなっとった!?」と夫に聞いてみても、

「ゴメン、一緒に僕も寝てしもた・・・」

とのことで・・・。

全てを夫に任せて寝かせてもらっていたので、私も把握できていないまま、
とりあえずナースコール・・・。

「ごめんなさい。おしっこか、点滴か、わからないです」

とだけ伝えて、詳しくみてもらうと、原因は点滴もれでした。

おーーーーいーーーーー!!

父ちゃーーーーーーーーん!!

でも、久しぶりにグッスリと眠る時間をもらえたので、感謝しないと・・・。
ですね。

陽は、熱があっても機嫌《きげん》が良く、食欲も戻り、看護士さんたちにニヤニヤまん！

「もう熱が上がらなければ、来週あたりには退院出来るんじゃないかな？」

と先生に仰って頂きました。


もう少し、頑張ろうね！

退院後は・・・

いつも退院した後、どっと疲れが出るのか、発熱やダウンしてしまう頼りない母ちゃんです・・・。

退院後は、陽が寝たら私もすかさず隣で眠り、
ゆっくりと携帯を見ることもできず、家事も手抜きな日々が続きました。

でも、いつもすぐに回復します!!

回復力には自信があります！(笑)

そして・・・。

陽は入院中にできるようになったことがふたつあります!!

まずは、

ストローで飲めるようになりました！

今まで何度かストロー飲みに挑戦してみても、うまく飲めなかったのですが・・・。
なんとストローでグビグビとお茶を飲み、まるで初めてできたようには見えないほど、
上手に飲んでいました!!

驚いたのと、嬉しいのとで、何枚も写真を撮りました。

もうひとつは、

うつ伏せからお尻をあげて膝をつき、

腕をピンっと伸ばし、

四つん這いのようなポーズをとれるようになりました！

これまた急に、病院のベッドの上で、いきなり披露してくれました!!

たまたま曾祖父《そうそふ》と曾祖母《そうそぼ》、夫が来てくれているときで、みんなで、

「えーーーー!!　今!?　ここで!?」

と言って驚いて見ていました！

お尻をあげて四つん這いになっても、すぐにベタンっとうつ伏せに戻ったり、

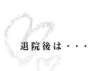

横にコロンと転げてしまうので、
ズリバイやハイハイをするには、まだ時間がかかりそうです。
入院中はいろいろと大変でしたが、陽の成長もたくさん見られて、素敵な日々でした！

そして入院していたこともあり、リハビリを2回お休みして、
次回の予約がもう来月しか取れなかったので、来月まではお家で楽しくリハビリして、
また先生にできるようになったことを披露できるかなぁ？　と、楽しみです。

でも、焦ることはせず、陽のペースで、ゆっくりと進めていきたいです！

退院後のケア受診

退院して、しばらくしたある日も半日、病院で過ごしました。
まずは、退院後のケア受診！　採血で大泣き・・・。
次に、採血の結果待ち時間に耳鼻科へ！　またしても耳掃除で大泣き・・・。
イヤなことが続いたからか、その日はいつもに増して、泣き叫んでいました。

でも、終わったら看護士さんたちに

「陽ちゃん、今日も頑張ったねぇ～。えらかったねぇ～」

と言ってもらって、すぐにニヤニヤまん・・・。
大泣きしているときは私も胸がチクチクとしますが、このニヤニヤまんな姿を見ると、なんだかホッとします。。

そして、採血の結果が出たので診察室へ行くと、結果の記された用紙を渡され、それを見ながら説明を受けました。

いつものことながら、いろいろな種類の数値が標準値から外れていました・・・。
でも、陽の場合は標準値でなくても、
本人の様子がいつもと変わりがなければ、それほど気にしなくても良い。
と、教えて頂きました。

そういうものなんだ？

無知な私は自分で調べてみても、よく分からず・・・。

いつもと変わりがなければ大丈夫

ならば、
いつもと違う様子を見逃してはいけない。

ということだろうと、再び身を引き締められる思いでした。

現在11ヶ月!!

陽が退院してから、1日のリズムに急な変化がありました。
皮膚にエネルギーを持っていかれて、疲れが出やすく、
これまでは、5分～15分程度の睡眠を何度も繰り返していました。
そして夜は2時間半～3時間で起きては、ミルクを飲んでいました。

それが!!

先月退院した次の日から、午前中は30分ほど寝たり寝なかったりで、
午後は30分～1時間ほど、まとめて眠ってくれるようになりました。

そして夜は朝までミルクでは起きません!!

(痒《かゆ》くて起きることはありますが、ワセリンを塗ったり、トントンすればすぐに眠ります)

夜中にミルクを作らなくてもよくなったので、私としては嬉しいですが、
心配なのは、

エネルギー摂取量。

陽は皮膚にエネルギーを摂《と》られてしまうため、
普通ならば超肥満になるほどの量を、毎日食べています。
離乳食だけでも1日4食〜6食分。
それプラス、ミルクやお茶やジュース、おやつやフルーツもたくさん食べています。
それでも、体重は標準の下の方。
だから夜中に飲まなくなった分の摂取《せっしゅ》量が心配でしたが・・・。
その分は日中さらに食べるようになりました。

そしてよく、

ダイエットをするなら、夜にフルーツは食べてはいけない！

という言葉を聞きますよね。
それならば！　と、毎晩寝る前に、大人のお茶碗いっぱいに、
りんご、
バナナ、
柿、
ブドウ、
梨、

などのその時に家にあるフルーツを、すりおろして食べています。
皮膚のために、ビタミンCもとっています。
毎晩、欠かさずに食べています。

これが良いのか悪いのかは、分かりません。病院で聞いてみても、いつも言われることは、

「陽の場合は一般的な普通や標準に当てはめてはいけない」

みんながこうだから。
普通はこうだから。
標準から外れている。
こういった概念《がいねん》は捨てること。

毎日、傍《そば》で見ているお母さんが、
やってみて良かったら、
調子が良いと思えたら、
それが正解。
そしてその経験から得たことを、病院にも教えてほしい。

先生のこの言葉に少しホッとして、陽の、陽ならではの成長を見守っていこう。
そう思うことができています。

もちろん、不安はいっぱいです。
本当にこれでいいのかな?
悩むことも多いです。

でも悩むことって、病気があってもなくても、どのお母さんも一緒なんだと思います。
我が子のために悩めること、これもまた、幸せなこと。
ちょっとした成長や数グラムでも体重が増えていたら、ものすごく嬉しいです。

あと、最近できるようになったことは、
お座りの状態から足をぬいて、うつ伏せ寝の体勢になれるようになりました！
ズリバイは、まだ時間がかかりそうです。

陽、ゆっくりいこうね。

そして!!

やっと下の歯が1本、生えかけてきました!!
ちょっとだけ生えた歯で、おせんべいをガリガリと音を立てて食べています！
この一生懸命に食べている姿が、面白いし可愛いしで、ついつい笑ってしまいます!!

初めての補聴器

昨日は、インプレッション（耳の型）が出来上り、補聴器の調節に行きました。
まだ私が長時間の運転が困難なため、急遽《きゅうきょ》、夫に休みをとってもらい、一緒に行ってきました。

久しぶりに3人でドライブ!! 陽もご機嫌でした。

4月には、まだ耳のかたちがしっかりとできていなくて、補聴器を引っかけるところもなく、

「補聴器は無理かもしれない」

と先生に言われていましたが・・・。

全体的に頭にペッタリとくっついていた耳は、少しずつ離れていき、
今では補聴器も引っかけられる立派な大きな耳になりました。
子どもの成長って、本当に凄いですね。

そして初めての補聴器・・・。

嫌がるのかな？　と思っていたけど、陽は全く気にもとめず、おもちゃで遊んでいました。
補聴器を着けての聴力測定では、
今までの反応とは違い、音の鳴る方をしっかりと振り向いて、確認することができました。

すごい。
すごい!!
補聴器って、すごい!!

もともと、音が全く聞こえていないわけではないので、
陽自身はいつもと変わらない様子でしたが・・・。
言葉を覚えていく、この大事な時期に補聴器を着けられること、本当に嬉しく思います。

補聴器について説明を受けていると、
「お母さん、お父さんも着けてみますか？」と仰《おっしゃ》って頂き、
私たちも初めての補聴器を体験。

こんな音までしっかりと拾うんだ。

と驚きました。

普段、人は物音がうるさい場所でも、
特定の人の声を聞こうとして、その声に集中して耳を傾けることができるそうです。
でも、補聴器から聞こえる音は、全ての音をしっかりと拾ってくる。
だから、お話を聞いてほしいときには、
テレビなどの雑音になる音は、全て消す方が良いと教えて頂きました。

また、補聴器のお手入れの方法は、陽はワセリンや皮膚が詰まりやすいため、頻繁《ひんぱん》に行うこと。
毎日、聞こえの様子を、日誌に記していくこと。
など、色々な説明やアドバイスを受け、補聴器デビューしました!!

昨日は装着時間は4時間、今日は5時間と、日々1時間ずつ増やしていきます。
今日は初めて、
3メートルほど離れた所にあるテレビをつけると、振り返って見る姿が見られました。

すごいね。
嬉しいね。
色んな音、色んな声を、
たくさん、たくさん聞いていこうね。

もうひとりの魚鱗癬

梅本遼《うめもとりょう》さん（福岡県北九州市在住）

魚鱗癬《ぎょりんせん》の子として生まれた梅本遼さんは、今年23歳。皮膚の症状や日々の暮らしに伴う困難と付き合いながら学校を終え、今は地元の教育委員会に職を得て、嘱託《しょくたく》として働いています。

2週間に1度、変形した右手指のリハビリに。また2か月に1度、経過を診てもらうために久《く》留米《るめ》の大学病院へ通う必要はあります。

症状はだいぶ落ち着いて来て、仕事をする喜びにあふれる毎日を送っています。お母さんは本書の200ページで紹介している、患者会代表の梅本千鶴《ちづる》さんです。

ここに至るまで、何度か命の危機もありました。皮膚が魚のウロコみたいで、乾燥してボロボロと落ちる病気だといわれても、それがどうして命の危機につながるのか、一般にはなかなか理解してもらえません。一口でいうと、患者の命を脅《おびや》かす最大のリスクは「感染症」です。

ふつうの健常な皮膚は、皮膚表面に住み着いている様々な菌などを含め、外敵が侵入してくるのを防ぐバリア機能があります。したがって皮膚からの感染症にかかるのは、外傷を負ったとき傷口が膿《う》むくらいで滅多《めった》にありませんが、魚鱗癬ではこの機能が極端に低下していて、菌やウイルスなどの侵入を許してしまいます。すると重要な臓器に達し、そこで大繁殖をして臓器不全などになってしまうケースがあるのです。

用心のために遼さんの場合、乳児期は「完全滅菌《かんぜんめっきん》の生活をしてください」と、医療施設から言われました。ミルクなど口から入れるものはもちろん、被服についても肌着やタオルなどは1週間分をお父さんが医療施設に持っていき、そこで処理をしたものを家へ持ち帰って使うのです。お母さんは服に菌が付かないようにビニールの手袋をして、処理した服を遼さんに着せる、という繰り返しで、これを数年間続けました。

その期間はどうにか乗り越えたのですが、遼さんは5歳のとき、皮膚表面などに普通に付着して住み着いている常在菌の溶連菌《ようれんきん》に感染して、危《あや》うい目にあいました。

体調が悪くて地元の医療センターに入院したのですが、37度くらいの熱が認められるだけで、いったん家へ帰りました。ところが途端《とたん》に40度を超す発熱。血尿にもなって、再度、検査をすると腎不全《じんふぜん》の一歩手前で、急遽《きゅうきょ》、専門医のいる久留米まで救急搬送《きゅうきゅうはんそう》されました。

腎臓の血液を濾過《ろか》する機能が喪失《そうしつ》しており、身体中に毒素があふれている危険な状態。人工的に血液を濾過する透析《とうせき》が検討されましたが、治療に耐える体力がないので、かえって身体に致死的なダメージを与えるリスクがありました。

結果的には薬物治療が功《こう》を奏《そう》し、危機を脱したのですが、ボーダーでの専門医のギリギリの判断。そんな局面に陥《おちい》る前に適切な処置をとるべきだったと、医療サイドでのやりとりがあったことを後日談として聞きました。

この〝事件〟をきっかけに、遼さんのお母さんは、専門医の言った「医師よりも、お母さんが一番の先生」という言葉を噛《か》み締めました。

同じ発熱でもカゼの熱か、感染による熱かを自分で区別でき、「さすがお母さん」と言われるくらいでないと、魚鱗癬の子は育てて行くのは難しいと、自身に言い聞かせ、病気についての知識をさらに身につけるべく決意しました。

遼さんの場合、同じ「魚鱗癬」でも、皮膚への刺激があるとそこに水疱《すいほう》ができるという症状や、右手の指が変形して、ものをつかむのも思い通りにいかないという障害もありました。

これらのケアについても、大きな制約が生じました。

幼児期にオムツを替えるとき、ズルっと皮膚が剥げてしまいかねないので、細心の用心が必要でした。抱っこも這《は》い這いもできません。それらは自立歩行を促《うなが》す大事な行為なので、当然、歩行するまでの期間も遅くなりました。

歩けるようになっても、すぐに足の裏に水疱ができるので、ごく短時間しか歩けません。そのため小学校の時期まで、車椅子中心の生活でした。

これらの乳幼児期・児童期の制限がどんな影響を及ぼすか、遼さんは後年になって知ることになります。

「つまづいて転びそうになるとき、とっさに手を出しての受け身ができずに、顔面から着地してケガをしたり、打撲《だぼく》してしまうんです」

そんなこともあり、小学生のときは毎年のように入院していました。

学校は視覚・聴覚障害、四肢不自由者、知的障害の子らが通常の学校教育に準ずる教育を受けられる特別支援学校。それらとは別の区分になりますが、病弱の子らを受け入れる特別支援学校もあって、そこに通いました。授業のカリキュラムは普通の学校とほぼ一緒でした。

病気の困難は思春期にもありました。

19歳で初めて家を出て、専門学校の寮に入っていたとき、危惧《きぐ》していた感染が起こり、入院と退院を4回繰り返しました。このときは原因菌がわからず、特効薬となる抗生剤が打てないこともあり、治りが中途半端で、退院と再発を繰り返しました。学校の寮などの共同生活ではやむをえないのですが、風呂場のマットから感染《うつ》ったのではないか、と医師は疑いました。

そういった共同生活のスタイルは、仮に感染症が治っても継続しなければなりません。このままでは寮生活も、専門学校の勉学も維持できない、と心配する人もいて、一時は退学も考えました。

ですが遼さんは「学校を卒業して、進路を拓《ひら》きたい」という欲求が強く、なんとか踏ん張りました。その後、障害者のための職業訓練校に通い、今の職場に入ることができたのです。

遼さんを育てるにあたって、母親の千鶴さんは「仮に自分が先にこの世を去っても、息子が一人でも生きていけるように」と、ひとつの目標を立てました。

それは「自分の病気を、自分の言葉で、説明できるようになること」です。

たとえば自分の病気が人に伝染《うつ》るものではないこと、むしろ感染《うつ》るリスクが恐ろしくて、そのためのケアが絶えず必要なことです。

これをちゃんと説明できるのとできないのでは、集団に受け入れてもらえるかどうかの瀬戸際《せとぎわ》になります。

お母さんはことあるごとにお手本を示しました。

小学校へ進学するとき、担任の教諭《きょうゆ》にかけあって、クラスメートたちに遼さんの病気のことを説明させてほしい、と機会をつくってもらいました。

「みんな誰でも髪の毛、落ちるよね。遼の皮膚も同じなの。体の一部だからちっとも汚くないんだよ。みんなと同じだよ」

すると子どもたちは「へぇー、そうか！」と得心《とくしん》したようにうなずいたそうです。

子どもたちは好奇心旺盛《こうきしんおうせい》だから、ジロジロ見られたり、ボロボロ落ちる皮膚について質問攻めにあったりするのはあたり前。それに反発して拒絶するのではなく、ちゃんと説明すれば、意外に受け入れてくれる……。

子どもたちのそういった反応はお母さんにとっても大きな出来事で、遼さんを育てていくうえでも、患者の会を運営していくうえでも、大きなヒントになりました。肩から余計な力が抜けて、すごく楽になったそうです。

患者および家族の交流会が毎年開かれますが、患者本人や両親から質問があるたびに梅本さんは言います。

就学期、普通学校を希望する場合など、学校へ入学するにあたって、前年の夏あたりに、病状などを説明する機会が与えられます。ここでうまく説明できるかどうかは、受け入れの可否《かひ》にもつながりかねません。

「高校に行きたいなら、面接もあるから練習した方がいいよ」と、患者本人にも自覚をうながすために、声をかけるそうです。当然、遼さんも今までずっと言われ続けたに違いありません。

このような日頃の〝訓練〟が功を奏したのでしょうか。

中3のとき、ちょっとした事件がありました。遼さんがアスペルガーの少年と仲良くなったのです。病的なほどの潔癖症《けっぺきしょう》の子で、給食は食べられず、昼には帰るか、その日は何も口にせず放課後を迎えるか、といった具合です。

そんな子がある日、遼さんを自分の部屋に招きました。遼さんの皮膚はそこでも当然、ボロボロと落ちます。遼さんが帰ったあと、彼はほうきで掃除をしたそうです。

そのうち少年は遼さんの家へ泊まりにくるようになり、千鶴さんの手料理を食べるようになりました。彼のお母さんが驚いて、「あの子が他所のうちへ行って、そこの食器で料理を食べるなんて、信じられない」と、後日、興奮して話したそうです。

魚鱗癬の子とアスペルガーの子、二人が自分の病気のことや、相手のハンデについてどういう会話を交わしたのかは、今となっては不明ですが、相互に理解をしていたのは間違いありません。そうでなければ、このような交流は生まれ得なかったはずです。

遼さんは今でも、彼と親友の関係を続けています。

現在、遼さんは冒頭で述べたように、教育委員会の嘱託として働いていますが、ポロポロと落ちる皮膚をはくために、机の下には自分用のホウキと、独特な体臭を消すための芳香剤を、置いています。

就職当初、保湿剤の薬を塗るためにしょっちゅうトイレへ行くことから、上司に「トイレが近いね」と言われたりしましたが、「実は……」とわけを話すと、「ならデスクで塗ればいい」と理解をしてくれるようになりました。

今では2か月に1回、久留米へ治療を受けに行くときも、2週間に1回、手のリハビリへ行くときも、「今日は行く日じゃないのか」と、声をかけてくれるようになりました。

遼さんはたまたま良い職場と理解ある人たちに巡り会えたものの、多くの患者は社会的には不《ふ》遇《ぐう》な情況《じょうきょう》にあります。もし皮膚さえ落ちない薬ができたら、いっぱい働くところがあるはずです。

「病気のことをまだまだ世間に知ってもらう必要がある」

遼さんはその活動に力を入れたい、と言います。

『魚鱗癬の会 ひまわり』

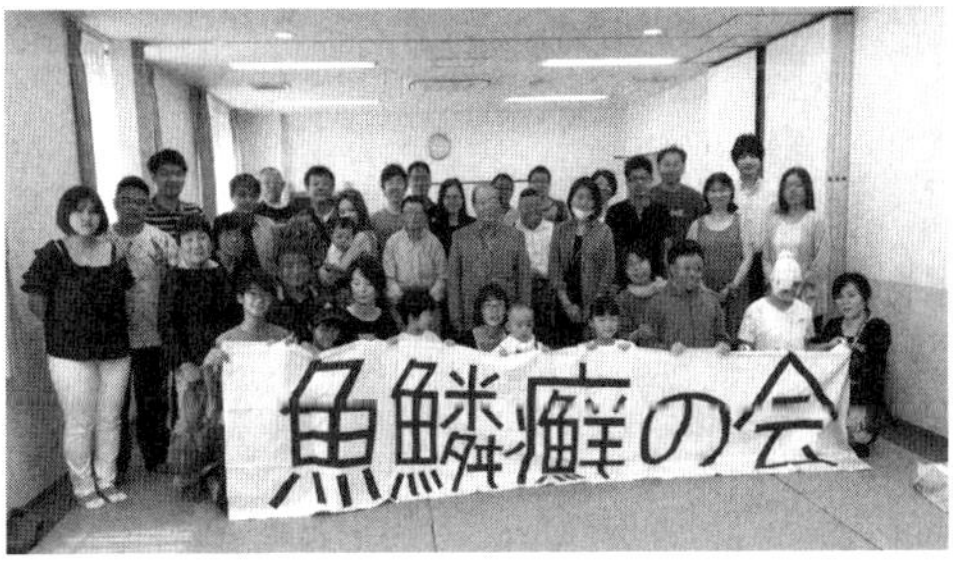

代表：梅本　千鶴
連絡先：〒804-0082　福岡県北九州市戸畑区新池 3-2-13
携帯電話　090-7539-3840
E-mail gyorinsen1998@yahoo.co.jp
ホームページアドレス http://gyorinsen.blog.fc2.com

魚鱗癬でお困りの子どもさんやそのご家族のための集まりです。

ピエロの父　コラム⑤

「妻のアルバム」

息子が産まれてから数日後。私は気持ちの整理がつかないまま、妻と暮らしていたアパートへ戻ってきた。

息子は入院中。妻は実家のため、現在、アパートには自分ひとり。妻の側にいたいが、仕事の都合上、そうする訳にはいかなかった。

久々のひとり暮らし。部屋が広く、寒く感じる。

やるべきことはたくさんあったので、とりあえず目の前のことを淡々と終わらせていったが・・・、ふとしたときに不安になる。将来のことを色々考えてしまう。これから、どうなるんだろうか。

ある日、部屋の掃除をしてたとき、1冊のアルバムを見つけた。

妻が作ったアルバム。

妊娠中のエコー写真が何枚も貼られている。初めてエコーを撮った時から、入院する直前まで。そのアルバムをひとりで眺め、色んなことを思い出していた。妊娠が分かってからのこの数か月間。ひとつひとつの発見にふたりで喜んでいた。そしてひとつひとつのことに細心の注意を払ってきた。

食べるものに気をつかい、安産祈願にも行き、両親学級に参加して育児の疑似体験をしたり、息子が来たときのために部屋のレイアウトを大きく変えたり、書ききれないほど、たくさんの思い出があった。

アルバムには、写真ひとつひとつに妻の手書きで、コメントが書いてある。

「しんぞうのおとがきこえた！」

「またすこしおおきくなったね！」

他にもあるが…。私はこれ以上、写真を見るのが辛くなってきた。

妻が嬉しそうにアルバム作りをしている姿を鮮明に覚えている。不得意と言いながら写真の周りに色紙を切り貼りし、コメントを書き足して、せっせと大切に作っていた。

それが今、辛い。

何でこんな気持ちになるんだろう。

産まれてきてくれたのに。やっと息子に会えたのに。いろいろな感情が押し寄せてくる。ただ思い出を辛いものにはしたくない。

あの大切に暮らしてきた数か月は決して無駄ではない。先のことは不安がいっぱいだけど、この思い出を超えるようなさらに楽しい思い出を、これからまた作っていけばいいじゃないか。自分にそう言い聞かせた。

息子が産まれたとき、最初はあまりの痛々しさとその驚きに、写真が撮れなかった。

集中治療室で苦しそうな息子の、まともに表情すら分からない姿を撮ることができなかった。

ようやく数日後、妻も私も写真を撮り始め、辛いことがあった時、息子のため、私たちのためにも、そのときそのときの思い出を大切に残そうと、強く思うようになった。

あとがき

この度は、息子の難病について綴《つづ》った本を手にとって下さり、ありがとうございました。

「少しでも多くの方に、この難病を知っていただきたい」
その思いが強くなり、息子が生後6か月の頃に慣れないブログを始めました。
今では難病について、また、日々の息子の様子を書いていく中で、
息子の成長を一緒に喜んで下さったり、励ましや応援のお言葉をいただいています。

「もっと感謝の気持ちを伝えたい！　これからもブログを続けていきたい！」
そう思ってはいても、
息子の成長に伴い、ブログとゆっくりと向き合える時間が少なくなっていた頃、

あとがき

出版社の方から「本を出してみませんか?」と声を掛けていただきました。

本を出版するなんて思ってもみなかったため、とても悩んでいると、

「難病や障害で闘う方々にも、勇気を与えられるものだと思う」

「本が売れる、売れないということよりも、この本を出すということに意味がある」

と力強くおっしゃっていただき、決意しました。


そして本を出版するにあたり、主治医の先生をはじめ、北海道大学病院の先生、乙武洋匡《おとたけひろただ》さま、患者の会の皆さんほか、たくさんの方に協力をお願いしました。

忙しい中、時間を作って下さったことに、とても感謝しています。

また、こうして素晴らしい方々との出逢いをくれた息子にも感謝です。


今後も、少しずつですがブログで息子との日々の様子を綴っていきます。

温かく見守っていただけると幸いです。

2019年秋　ピエロの母

ピエロの母　プロフィール
1987年生まれのO型。
関西某県の田んぼと山が見渡せる長閑な田舎暮らし。
元保育士で現在は専業主婦。

ブログ
「産まれてすぐピエロと呼ばれた息子」
https://ameblo.jp/motherofclown/

産《う》まれてすぐピエロと呼《よ》ばれた息子《むすこ》

2019年11月20日　初版第1刷発行

著者　ピエロの母《はは》

発行者　小川真輔
発行所　ＫＫベストセラーズ
〒171-0021　東京都豊島区西池袋5-26-19
陸王西池袋ビル4階
電話03-5926-5322（営業）
03-5926-6262（編集）
https://www.kk-bestsellers.com/
印刷所　近代美術
製本所　ナショナル製本
ＤＴＰ　三協美術
ブックデザイン　伸童舎
カバーイラスト　桐花ミサ
医療記事　黒木要
制作協力　メディカルライターズネット
Special Thanks to 乙武洋匡

ISBN978-4-584-13942-4　C0036

道化師様魚鱗癬の胎児

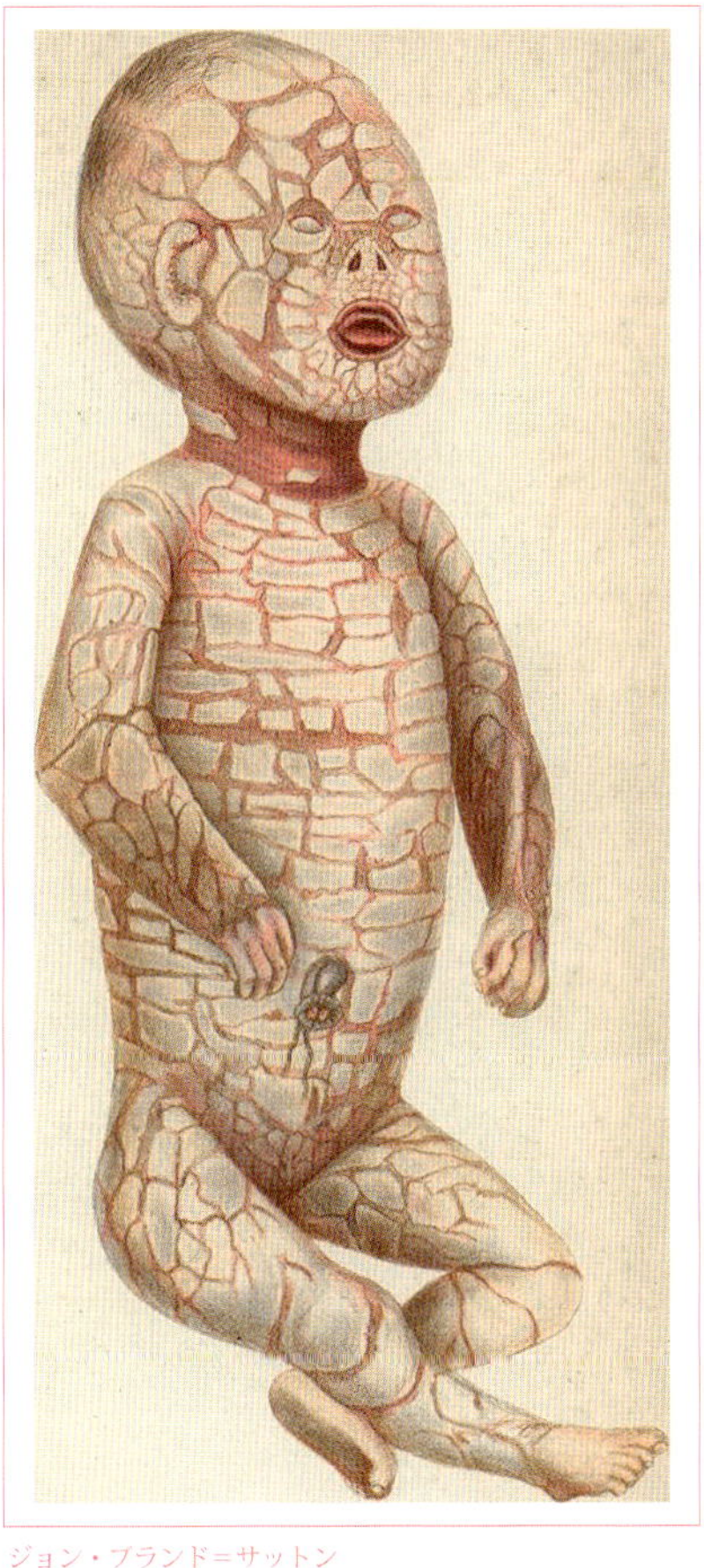

ジョン・ブランド＝サットン
『A Case of General Seborrhœa or "Harlequin" Fœtus』より

母ちゃんは陽に
会いたくて会いたくてたまらなかった。
陽が愛しくてたまらない。
産まれてきてくれて、ありがとう。

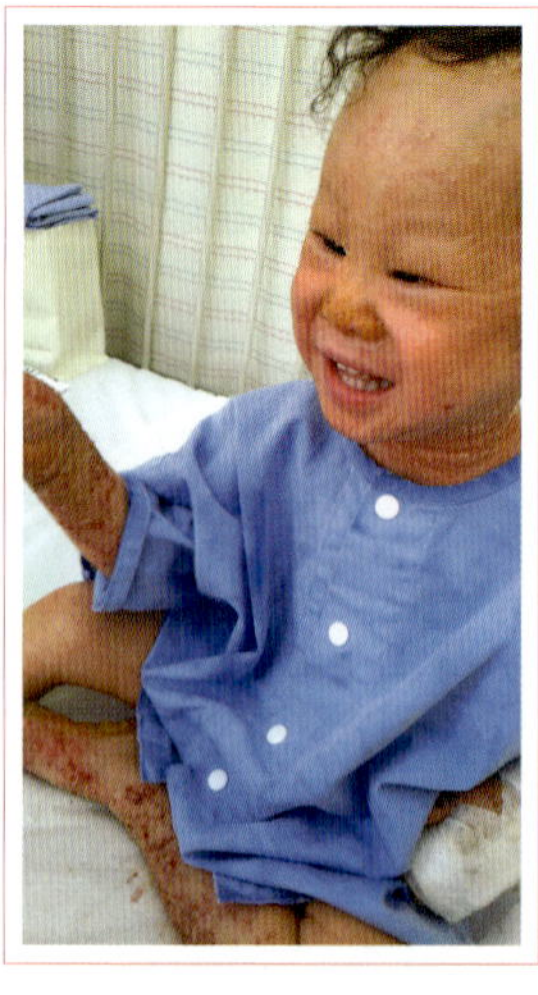